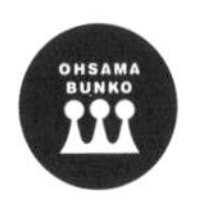


# 知れば知るほど面白い！
# 「人体」のナゾ

博学面白倶楽部

三笠書房

## ◎はじめに　自分の体の中をちょっと覗(のぞ)いてみると……

私たちをカタチあるものにしている、この体。とても身近な存在なのだが、人体にはわかっていないことがあまりにも多い。

たとえば、「なぜ他人のあくびはうつるのか?」「女性のほうが男性より長生きするのはどうしてか?」。これらはいくつかの仮説が唱えられているが、医学的な確証は得られていない。一方、「おへそのゴマを取るとお腹が痛くなる」「白髪は抜くと増える」といった現象について、それが世間一般の〝常識〟であったとしても、しくみを理解している人はほとんどいないだろう。

本書は、「そうだったのか!」「知っておいてよかった!」という人体のナゾや不思議の真相に迫ってみた。食べたり飲んだり、出したり引っ込めたり、笑ったり泣いたり怒ったり……そんな人体のすばらしさを実感していただければ幸いである。

博学面白倶楽部

もくじ



# 1章 「思わず出てしまうモノ」のナゾ

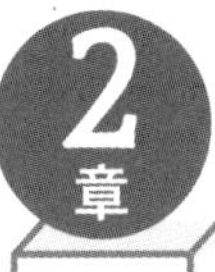

# 2章 「なぜか起きてしまうこと」のナゾ

# 3章

# 「ホントに因果関係なのか」のナゾ

# 4章 「妙にリアルな俗説」のナゾ

## 5章 「自分でも見えないところ」のナゾ

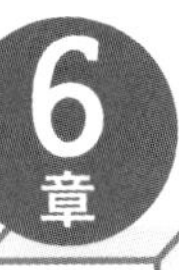

# 6章 「なんでそうなるの」のナゾ

## 7章 「ちょっとエッチ」なナゾ



## 8章 「人によって違いすぎる」ナゾ

9章

# 「医者にかかる前」に知っておきたいナゾ

# 10章 「絶対にやってはいけない」ことのナゾ



本文イラストレーション――タラジロウ

# 1章

# 「思わず出てしまうモノ」のナゾ

# 「おなら」のつもりが〇〇〇にならないために

## ちょっとリキみたくなったら

おならをしようとして力んだら、うんこが出てしまい、うんこ漏(も)らしになってしまった……。そんな経験をしたことがないだろうか。いい大人がうんこを漏らすのは恥ずかしいが、人体のしくみを考えると致し方ないといえないこともない。なぜなら、おならとうんこが出るメカニズムはよく似ているからだ。

**小腸・大腸にはガス体や固形物が入るスペースがあり、そこにおならやうんこの元がたまっている。**それらが徐々に押し出されていき、脳の指令によって肛門を形成する**内肛門括約筋**(ないこうもんかつやくきん)という筋肉が緩(ゆる)めば、おならやうんこが排出される。**脳は腸管の圧迫感に基づいて排出するかどうかを決める**とされる。

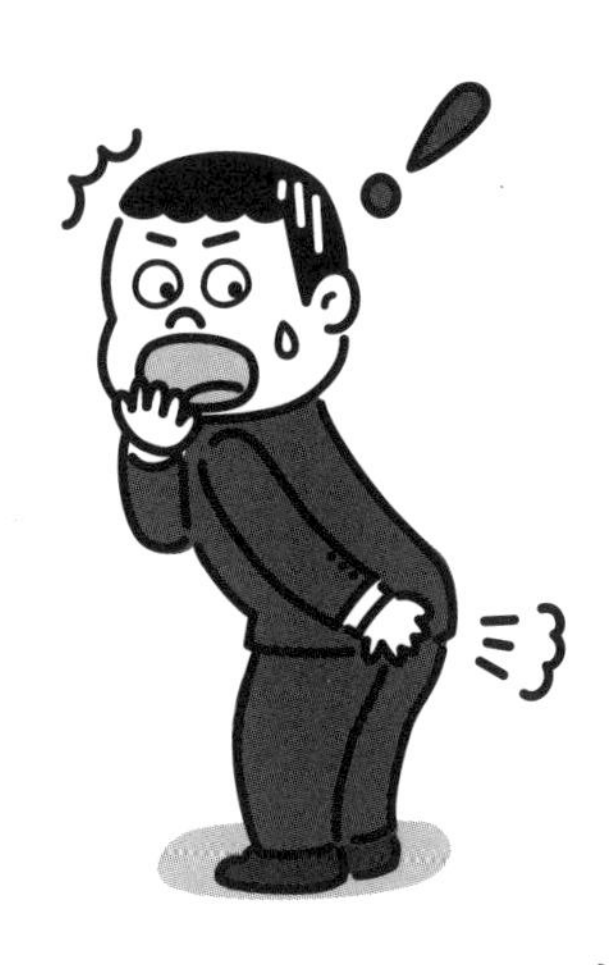

内肛門括約筋は、無意識に機能する自律神経の働きによってコントロールされており、**自分が「締めよう」と意識しなくても自然と締まる。**

一方、内肛門括約筋とともに肛門を形成する外肛門括約筋（がいこうもんかつやくきん）という筋肉は、身体の動きや感覚にかかわる体性神経によってコントロールされており、自分の意識で締めたり緩めたりできる。そのため、もし判断を誤ると、おならをするつもりがうんこを出してしまうという悲劇につながりかねないのだ。

## 運命は「外肛門括約筋の緩ませ方」で決まる

いざ排出となったとき、**外肛門括約筋の緩ませ方は、おならを出すか、うんこを出すかで微妙に異なる。**

うんこがたまってないときは、内肛門括約筋が働き、肛門を閉じてくれている。うんこがたまって肛門近くまで押し出されてくると肛門は緩むが、そのタイミングで脳が「便意」を感じとれば外肛門括約筋を締めることによって漏らさずにすむ。

おならが出そうなときは、脳からの指令で外肛門括約筋の締め具合を弱くとどめる。その結果、肛門のすき間から「プー」という独特の音とともにガスが出ていく。一方、うんこが出そうなときは、外肛門括約筋の締め具合を強くする。

こうして脳は、おならかうんこのどちらが出るのかを事前に判断し、肛門の緩ませ方を変えている。これは想像以上に高度な処理だ。だから、たまに粗相をしてしまったとしても、あまり落ち込む必要はないのかもしれない。

# 「におう汗」を「におわない汗」に

汗には2種類ある

汗はクサいものというイメージが強いが、必ずしもクサいとは限らない。汗を分泌する汗腺(かんせん)がどこにあるかによって、クサいかどうかが決まるのだ。

ほぼ全身に分布している汗腺が**エクリン腺**(せん)。エクリン腺は温熱刺激や精神的緊張によって発汗し、その汗はさほどにおわない。一方、**腋**(わき)**の下や局部などの毛穴の近くに位置するアポクリン腺から分泌される汗はクサく、ワキガのニオイの元になる。**

エクリン腺からの汗の成分を調べると、99%を占める水分と、塩分や尿素から構成されている。それに対し、アポクリン腺からの汗は脂肪分や鉄分、色素などの化学物質を含んでいて、薄黄色で粘り気がある。

においに関しては、汗そのものはクサくない。しかし、体外に排出された後、腋毛や陰毛についている細菌の影響で分解されると、においを発するようになる。

## お肌や髪をツヤツヤにしてくれる反面……

アポクリン腺からの汗がクサくなる要因は、もうひとつある。それは皮脂腺からの分泌物だ。皮膚の新陳代謝で不必要になった垢などが排出され、脂肪や汗と混じり合った**皮脂膜**は、皮膚や毛髪に潤いを与えてくれる。しかし、その成分のなかの**脂肪酸**が独特のにおいを発するのである。

脂肪酸は数種類あり、そのうちのどれがにおいの原因なのかははっきりしない。それでも、**肉などの高タンパク・高脂肪食品をたくさん食べれば、皮脂腺からの分泌物が増える**ことはわかっている。

また、エクリン腺からの汗もまったくにおいがないわけではない。エクリン腺からの汗が、アポクリン腺からの汗や皮脂腺からの分泌物と皮膚の表面で混じって溶かされると、においが拡散されてしまうのである。

# 鼻水はなぜ止まってくれないのか

## 「赤くない血液」の正体

風邪をひくと、水っぽいサラサラとした鼻水が出る。鼻をかめばいいのだが、ずっと出続けて止まらなくなることも少なくない。ティッシュペーパーはどんどん減っていく。やがて鼻の下が真っ赤になり、皮がむけたりすると最悪だ。

鼻水とは、血管から滲み出た血しょうと、鼻腔内から分泌された粘液が混ざったもので、赤血球以外の成分はほとんど血液と変わらない。無色透明なので、にわかには信じがたいが、〝赤くない血液〟といえるようなものなのだ。

そんな鼻水が大量に出続けるのは、**体内から異物を追い出すため**である。鼻粘膜に風邪のウイルスや花粉などがくっつくと、それを排出しようとして粘液が多量に分泌され、鼻から鼻水として出るのである。

ウイルスや細菌に感染したとき、それが体内で増殖するのを抑えるため、発熱することがある。鼻水はそれと同じ体の防御反応と考えるとわかりやすい。

## ウイルスや花粉との戦いの最前線

では、鼻水が止まらなくなったらどうすればいいのだろうか？

鼻をかむ以外の方法としては、**風邪薬を飲む**のがいちばん手っ取り早い。鼻水に利く薬はたくさん出回っている。

薬に抵抗があるなら、**蒸しタオルであたためる**方法がおすすめ。濡れタオルを絞って電子レンジにかけた蒸しタオルを鼻にあてると、鼻水を和(やわ)らげることができる。マスクや加湿器で加湿してもよい。乾燥した状態だと、鼻腔粘膜が刺激され、鼻水が出やすくなる。そこで部屋の湿度を40～60％にすると、鼻水が出にくくなる。

ウイルスを排除しようと頑張ってくれているとはいえ、出続けるととても厄介(やっかい)な鼻水。効果的な対処法で鼻の下の皮がむけないように気をつけたい。

# 「涙の味」は流したときの気持ちで変わる？

## その涙は甘いかしょっぱいか

悲しいとき、悔しいとき、嬉しいとき、人は感情が高まったときに涙を流す。ほおを伝う涙が口に入ると、その味を噛みしめることになるが、そこで疑問を感じたことがないだろうか？

**嬉しいときや悲しいときの涙はなんとなく甘いのに対し、悔しいときや腹が立っているときの涙はしょっぱい。**なぜ、涙の味に差が出るのだろうか？

そもそも涙は、血液を原料として**涙腺**でつくられている。通常は上下のまぶたと目尻の裏側にある涙腺から分泌され、涙道を通って鼻に抜けていく。しかし、分泌量が多いと、鼻に抜けるルートでは処理できずにあふれてしまい、目からこぼれることになる。

その涙が、感情が高まったときに大量に出るのは、自律神経が興奮して涙腺を刺激するからである。ただし、そのときの感情によって、自律神経の交感神経(こうかんしんけい)が働くか、副交感神経が働くかが変わってくる。

## どうせなら「美味しい涙」を

悔しいときや腹が立っているときには交感神経が働く。一方、嬉しいときや悲しいときには副交感神経が働く。

交感神経が働くときは、血圧が上昇して血管が縮まったままになっている。その場合、涙腺への血液供給が減り、**涙を無理やりしぼり出す**ことになるため、涙は**ナトリウム成分を多く含んだしょっぱいもの**になる。

副交感神経が働くときは、腎臓のナトリウム排出機能がよく働く。そのため体液のナトリウム濃度が上がらず、**涙は水っぽくて少し甘め**になる。

脳がその時々の感情を感知して、流す涙の味まで変えているということだ。

# 世の中にはクサいおならとクサくないおならがある

そこにガスが加わると……

**おならは音が大きいとあまりクサくなく、音が小さいとクサい——。**この事実を、多くの人が経験則として知っている。満員電車のなかで思わずおならをしてしまい、音が小さかったのでホッとしたものの、想像以上ににおいがキツくて冷や汗をかいた、といったケースもよく（？）ある。

なぜ、おならのクサさと音の大きさは反比例するのだろうか？

そもそもおならとは、食べ物が消化される際、飲み込んだ空気と一緒になって発生するガス体である。

主成分である水素、窒素、二酸化炭素、メタンなどは無臭であり、そのままではにおわないが、**アンモニア、硫化水素、インドールといったガスが加わることによってクサくなる。**

においの元である成分はタンパク質に多く含まれているため、肉食中心の食事をとっている人は、オナラもクサくなる傾向がある。

## 発射音とにおいの関係

では、においと音の関係はどうなっているのか？　それは空気とガスの割合によって決まる。

おならに占めるガスの割合が小さければ、おならの音は大きくなり、においは弱くなる。一方、ガスの割合が大きければ、おならの音は小さくなり、においは強くなるのだ。

もちろん、例外はある。

音が大きくても、においの元になる成分が多ければ、クサいおならになることもあるし、その逆もある。しかし、おおむねクサさと音の大きさは反比例するといえる。

クサいおならが出てしまいそう、ガマンしなきゃ——。そんなとき、おならはどこにいくのかというと、大腸粘膜の毛細血管のなかにもぐり込み、血液のなかに入る。

そこから腎臓に送られ、ろ過された後、尿として排出される。あるいは肺へと運ばれ、口や鼻から出ていくこともある。

こうして体外へ出た場合、においを他人に感づかれることはないので、まわりに人が大勢いるような状況なら、ガマンするのも手かもしれない。

# 書店に行くとトイレに行きたくなってしまう？

## 「青木まりこ現象」の真偽

書店に行くと、なぜかいつもトイレに行きたくなる――。そうした経験をした人は大勢いるのではないだろうか。

この謎の現象は、国内外で**「青木まりこ現象」**と呼ばれている。1985年、『本の雑誌』というカルチャー雑誌に**「書店にいると突発的な便意をもよおすことがしばしばある」**と投稿されると、共感の声が殺到。その投稿者の名前が「青木まりこ」さんだったため、この名がついた。

名前の由来はさておき、書店でトイレに行きたくなる謎については、さまざまな説が唱えられている。

たとえば、**本のインクが便意を刺激する**という説。書店にはインクや紙など、独

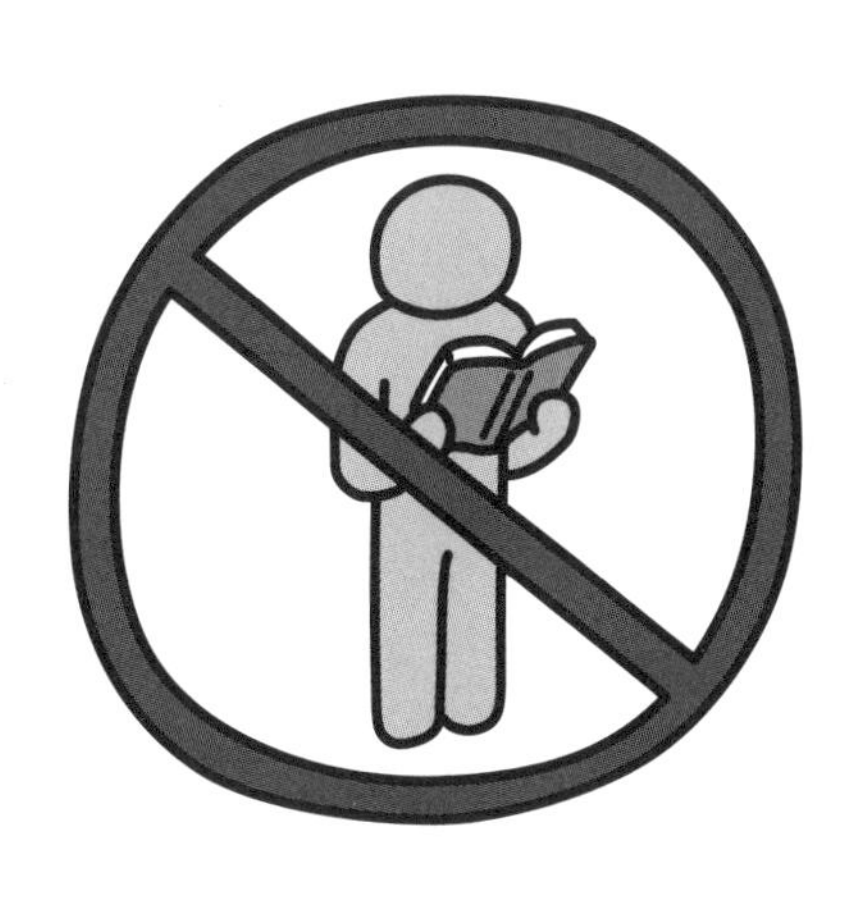

特なにおいが漂っている。そのにおいに含まれる化学物質が腸を刺激し、便意につながるというのである。

プレッシャー説も根強い。大事な試験の前、面接の前などには、緊張してトイレに行きたくなる。そうした**心理的ストレスが腸に敏感に伝わる**というものだ。書店では本を探すストレスや、長い時間読んでいる途中で「トイレに行きたくなったらどうしよう」「トイレがなかったら、使用中だったらどうしよう」というストレスが働き、便意をもよおす可能性が指摘されている。

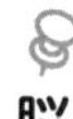

## 脳と腸に密接な関係がある？

ほかには、脳と腸を関連づける説が注目されている。

たとえば、「まぶたスイッチ」説である。人のまぶたは交感神経のスイッチになっており、まぶたを開けるとオンになり、まぶたを閉じるとオフになる。書店で本を探したり読んだりしていると、視線が下を向き、まぶたを伏せる状態となるため、交感神経がオフになる。その結果、胃腸の働きを司る副交感神経が働き、便意をもよおすという。

あるいは、脳と腸の間に「脳腸軸」のようなものがあり、両者が双方向的に影響を及ぼし合っているという見方も見逃せない。腸の状態が精神状態に左右されるのは、経験則から知っている人も多いはずだ。

しかしながら、いずれも決定打には至っておらず、「青木まりこ現象」の謎は解けていないのである。

# 絶世の美女もうんこは茶色

どんなカラフルな食べ物もなぜ最終的に茶色に？

私たちはふだん、色とりどりのものを食べている。赤い牛肉、緑色のピーマン、黄色のチーズ、黒い海苔（のり）、白い牛乳……。ところが、そうした食生活を送っていても、**健康な人のうんこは茶色い**。口に入れるときにはカラフルなのに、排泄（はいせつ）されるときにはいつも茶色。あたり前すぎて疑問に思うことすらなかったかもしれないが、よく考えてみると不思議である。

## あの色に染め上げているモノとは

なぜ、何を食べても同じ色になってしまうのだろうか？

**うんこは、胆汁(たんじゅう)という黄褐色(おうかっしょく)の消化液によって染められている。**

体内に取り込まれた食べ物は、胃で消化され、十二指腸へ送られる。十二指腸では肝臓から分泌された胆汁が流出。胆汁にはビリルビンという黄色い色素が含まれており、これによってうんこが黄色くなる。

そして十二指腸から小腸・大腸へ送られると、腸内細菌の影響を受けてビリルビンがウロビリンに変化し、茶色に変化する。つまり、胆汁があの色をつくり出す元となっているのだ。

ただし、**うんこの色はさまざまな要因によって変化する。**たとえば食生活。イモ類を食べる機会が多いと白っぽくなり、肉系が多いと黒っぽくなるといわれている。

また、病気によっても色は変わる。たとえば、胆石などで胆汁が腸に流出しないようになると、うんこは無色（白）になる。胃や十二指腸など消化器の上流に位置する器官から出血した場合、うんこは真っ黒になる。一方、大腸や肛門など消化器の下流から出血した場合、血液がうんこに付着するため、真っ赤になる。

うんこが茶色（黄色）でなくなったら、いち早く病院に行って検査を受けよう。

# 何も食べられなくても出るモノは出る！

## 水だけ飲んでいるのになぜうんこ？

美容や健康、ダイエット、あるいは宗教的な行事などで絶食した経験があるだろうか？

最近では半日〜数日間、モノを食べずに生活する「プチ断食」という健康法が流行っており、実践すると、胃腸が休まったり、血液がキレイになったり、免疫力が上がったりするといわれている。プチ断食に本当に効果があるのかどうかは不明だが、断食をしていると、誰しも疑問を抱くことがある。それは、**ほとんど何も食べていないのにどうしてうんこが出るのか**という問題だ。

たとえば、断食中に摂取するのは水分のみといった場合でも、うんこは出る。もちろん、ふだんほどたくさんの量が排出されることはないが、まったく出なくなることはなく、少量のうんこが出る。

なぜ、食べていないのにうんこが出てくるのだろうか。いったい、どこから出てくるのだろうか!?

## それは「食べ物のカス」だけではなかった

うんこの構成物質は、**体外に排出されたうちの約8割が水分で、それ以外の約2割のうち1／3~1／2程度が食べ物のカス、残りが古くなった腸粘膜や腸内細菌、腸からの分泌物・排泄物**となっている。

多くの人は、食べ物のカスが大部分を占めていると考えているため、「何も食べなければうんこは出ないはず」と思い込んでしまう。しかしながら、実際には食べ物のカスは、うんこ全体の1割程度を占めるのみ。何も食べなくても、腸粘膜がはがれ落ちたり、腸からの分泌物や排泄物は出続けたりするため、うんこが排出されなくなることはないのである。

# 二日酔いする日としない日があるのは？

## "適量"は同じはずなのに

飲みすぎた翌日、頭が痛くて吐き気が止まらず仕事にならない……。多くの人が経験したことのある二日酔い。

二日酔いのツライ症状は脱水、エネルギーの消耗（しょうもう）、低血糖、胃の荒れ、消化不良、**アセトアルデヒド**の残存といった不調が合わさって引き起こされると考えられている。とくに大きく影響するのがアセトアルデヒドだ。

アセトアルデヒドとは、**アルコールが肝臓で分解されたときに発生する毒性物質**。本来、アルコールは肝臓で分解されて無害な酢酸（さくさん）になり、水と二酸化炭素として体外へ排出される。しかし、酒を大量に飲むと、肝臓がアルコールを分解しきれず、体内に残ってしまう。それが頭痛や吐き気、むかつきなどの原因となるのである。

血液中のアセトアルデヒドは、体質などによって増えやすい人と増えにくい人がいる。そのため、酒に強い人と弱い人、二日酔いになりやすい人となりにくい人という違いが生まれる。

しかし、ここで疑問が浮かぶ。同じように飲んでも、二日酔いする日としない日がある。これはどうしてだろうか？

## 「一杯目」の前にここだけチェック

アルコールの適量は人によって決まっており、適量を超えて飲まなければ基本的には二日酔いにならない。

自分の適量がどれくらいかは経験によってある程度わかるため、気をつけていれば二日酔いを防ぐことができる。しかし、**いつもと同じ酒を同じように飲んでも、二日酔いになってしまうこともある。**

その理由としては、まず**体調が悪かった**からではないかと考えられる。アルコー

ルの体への影響は、体調によって変わるのだ。たとえば、疲れていて具合が悪ければ、肝臓をはじめとする内臓の働きも悪くなり、アルコールの分解が通常よりも遅くなる。

また、**空腹の状態で飲んだとき**も二日酔いになりやすい。肝臓ではアルコールを分解するときにＮＡＤ（ニコチンアミドアデニンジヌクレオチド）という補酵素が使われる。空腹時にはこれが不足しており、アルコールの分解が遅くなる。

いつもと同じペースで飲んでいたのに二日酔いになってしまったら、体調不良やそのときのお腹の状態がどうだったかを思い返してみるといいだろう。

# なぜ、こんなときに「お腹がグー」!?

## お腹は何度でも鳴りたがる

重要な会議の最中に「グーッ」、映画のシリアスなシーンで「グーッ」、試験の途中で「グーッ」。お腹が空いたときに鳴る「グーッ」という音は、なんとも困ったものである。1回や2回ならともかく、何度も鳴らしていると恥ずかしいし、深刻な場面では周囲からコワい視線が飛んでくる。

**お腹の音は、胃が収縮するときに鳴る。**人は誰しもモノを食べているときに、ある程度の量の空気を一緒に飲み込んでいる。

その空気や液体などの胃の内容物が、胃の出口の幽門（ゆうもん）という狭くなった部分を通過して、十二指腸や小腸のほうへ押し出される際、「グーッ」という音が聞こえてくるのだ。

完全な空腹時には、胃が次の食べ物に備えて、胃のなかにある食べ物の残りカスを運ぶために収縮して音が鳴る。

一方、食事をして間もないときには、胃が食べ物を小さく分解し、腸のほうへ送り出そうと収縮して音が鳴る。

「グゥゥゥ」「グググ、グー」「キュルルルル」などと音が違ったり、大きかったり小さかったりするのは、その人の胃の形状や胃の内容物の状態による。

## 自力で音を止めるには

では、シーンとしているときに、お腹の音を抑えるにはどうすればいいのか？

よくいわれるのは、息を止めるとか、お腹をさする、深呼吸をするといった方法だ。

これらをやると、音が鳴り止むような気がする。しかし、実際には効果があるとはいえず、意識的に止めるのは難しい。

そうしたなか、やってみる価値がありそうなのは、姿勢を変える、背筋を伸ばすといった方法だ。胃の内容物の状態が変われば音にも影響するため、横向きになったり、猫背からサッと伸びをしたりすると、音が抑えられる可能性はある。

いずれにしても、お腹の音は、胃や小腸をキレイにしておこうとする消化管の正常な働きである。身体にとっては間違ったことをしているわけではないことを覚えておきたい。

# 関節をポキポキ鳴らすとどうなる

あの音の正体は？

指の関節をポキポキ鳴らすのがクセ、という人が少なからずいるだろう。肩が凝ったとき、首を左右に曲げてポキポキ鳴らすと、気持ちよかったりもする。

このポキポキがなんの音かをご存じだろうか？　答えは、**関節液（滑液）の気泡が弾けた音**だといわれている。

関節は関節包という袋で覆われており、骨と骨の間には関節腔というわずかな隙間ができている。その隙間を満たしているのが関節液で、関節をスムーズに動かすための潤滑油のような役割を担っている。関節液のおかげで、関節腔で硬い骨どうしがぶつかり合っても、きしんだり、すり減ったりしないのだ。

指を引っ張ったり、折り曲げたりしたときには、骨と骨の間が離れて関節腔が広くなる。そこに関節液が広がると、圧力の変化で関節液のなかに二酸化炭素などのガスが生じ、気泡ができる。

そして関節のなかの骨と骨がさらに離れると、気泡も一緒に引っ張られ、シャボン玉のように膨らむ。その後、限界がきてパチンッと割れる。**そのときの音が関節の周囲の骨や軟骨、腱などに反響することにより、ポキポキと鳴る**のである。

## 鳴らしすぎた人の末路

ただし、関節を一度鳴らしてしまうと、連続して鳴らすことができない。その理由は、関節液のなかに生じるガスが溶けるまで時間がかかるからだといわれている。

繰り返し鳴らそうとして、力をかけ続けるのはよくない。一説によると、気泡が弾ける瞬間にかかる力は1トン以上とされ、**1日10回程度鳴らすのを1カ月続けると、炎症を起こして関節が太くなる**といわれている。たしかに、ポキポキ鳴ると気持ちいいが、先々のことを考えて、鳴らしすぎないように気をつけたい。

# 日本人は梅干しを思い浮かべるとツバが出る

## そんなあなたも立派な「パブロフの犬」

日本の伝統食である梅干し。梅干しを口のなかに入れると、ドッと唾液(だえき)が出てくる。それどころか食べる前に**梅干しを見たり、口のなかに入れることを想像したりするだけで唾液が出てくる**ことがある。

実はこれは、日本人に特有の反応である。梅干しを知らない外国人が梅干しを見たとしても、唾液が出てくることはない(梅干しを知っている外国人は例外)。

この不思議な現象は、**条件反射**という反射行動によって引き起こされている。条件反射の発見者は、ロシアの生理学者で、ノーベル生理学・医学賞を受賞したイワン・パブロフ。彼は、「**パブロフの犬**」と呼ばれる有名な実験により、条件反射を発見するに至った。

## 味を覚えているからこそのワザ

パブロフは、イヌに唾液の分泌とはまったく関係のないベルの音で刺激を与え、その後にエサを与えることを繰り返した。するとイヌは、ベルの音を聞いただけで、エサを食べるときと同じように唾液を出すようになったのである。

パブロフは、このような反射を「条件反射」と呼び、食べ物を実際に口に入れたときに唾液が出るなどの反射を「無条件反射」と呼んだ。そして、脳の大脳皮質が条件反射に関与していると考えた。

梅干しは酸(す)っぱい。一般に、酸味は腐敗していたり毒性が強かったりするものに含まれていることが多い。そうしたものを口に入れると危険なため、その味覚を舌が感知すると、唾液を分泌して消毒しようとするとされている。

ほとんどの日本人は、梅干しが酸っぱいことを知っている。それゆえ、梅干しを見たり、口のなかに入れることを想像するだけで、唾液が出てくるのである。

# なぜ、朝起きると目ヤニがついてるのか？

## 正式名「眼脂」とは

人の目には涙腺があり、常に涙が分泌されるようになっている。涙腺から出た涙は目の渇きを潤すとともに、外部からゴミが侵入するのを防いでくれる。

分泌された涙は、まぶたの鼻寄りにある涙嚢（るいのう）から鼻涙管（びるいかん）を通って鼻に流れ込んでいる。そのため、泣いたり、ゴミを洗い流そうとしたりして適量を超えると、まぶたからこぼれ落ちることになるのだ。

そんな涙と同じように、目から出るのが目ヤニである。目ヤニは正式には「眼脂（がんし）」と呼ばれる分泌物で、**ゴミを目の外に出す**働きがある。朝起きると、目についていることが多いが、どのように生成されるのだろうか？　そのしくみを理解するためには、目の構造を知っておかなければならない。

## 目にとって大事な「抗菌作用」

目は表面から角膜に向かって、油層、水層、ムチン層という3層構造でできている。いちばん外側で外気に触れているのが油層。まぶたにあるマイボーム腺から分泌される油の層で、涙の蒸発を防ぐ役割を担っている。

真ん中の水層は、副涙腺から分泌される漿液の層。酸素や栄養分を含んでいて角膜を潤す働きをしている。

そして、いちばん内側に位置しているのがムチン層。結膜（白目表面）のゴブレット細胞から分泌されるタンパク質の層で、**抗菌作用を持っているほか、粘り気があり、涙を角膜にぴったりくっつける糊のような役目を担っている。**

このムチンが多めにつくられたとき、目ヤニが出る。鼻涙管から十分に流れず、目の端にたまるのだ。睡眠中に生成されることが多いが、結膜炎などの眼病のときに特別たくさん出たり、鼻涙管が詰まっているときに出たりもする。

# 2章

# 「なぜか起きてしまうこと」のナゾ

# 「お皿がナイフで『キーッ』」はなぜ嫌われるのか

## 「あの音」と鳥肌の関係

急に寒いところへ入ったりすると、人の皮膚は鳥の皮のようにポツポツと隆起（りゅうき）する。「鳥肌」と呼ばれる現象だ。

この現象は、人体の体温調節機能のひとつ。脳が寒さを感じると、交感神経が作用して、毛穴にある立毛筋（りつもうきん）が収縮する。筋肉が収縮すると熱が発せられ、一方で熱の放出を防ごうとする。そうした収縮により、毛穴が締まって鳥肌の状態となるのである。

**鳥肌は恒温動物が体温を一定に保つために起こす生理現象**とされる。毛を逆立てることにより、毛と毛の間に空気の層をつくり、冷気から体を守るのである。人類

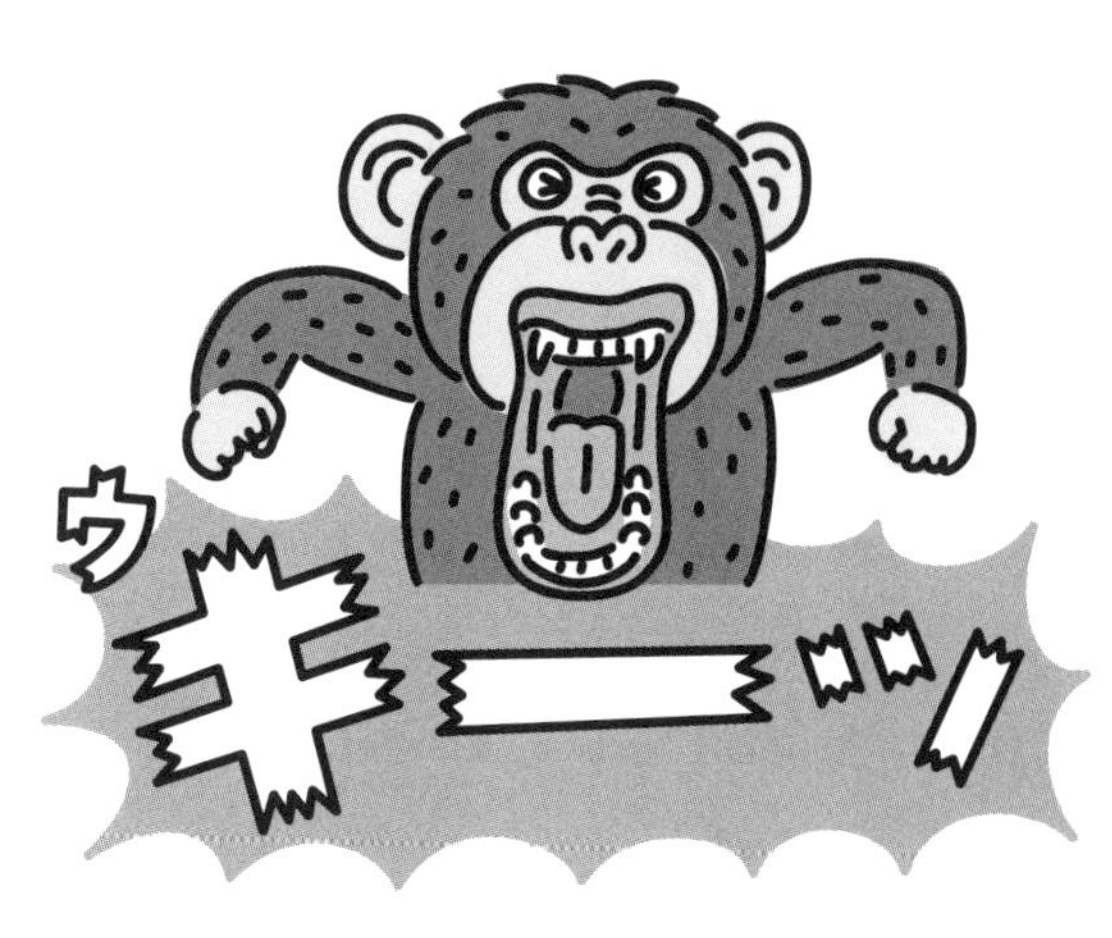


は体毛が退化してしまったため、他の恒温動物のような効果は得られないが、体毛が豊かだった頃の名残として、鳥肌になるものと考えられている。

しかし、人が鳥肌になるのは寒いときだけではない。感動したときや恐怖を感じたとき、あるいはナイフでお皿を強くこすったり、黒板をひっかいたりしたときに出る「キーッ」という耳障りな音を耳にしたときなどにも、鳥肌が立つ。

実際に経験したことのある人が大勢いるだろう。これはどのようなメカニズムで起こるのだろうか？

## 感動と興奮の証明

感動や恐怖などによって引き起こされる鳥肌には、自律神経のひとつである交感神経がかかわっていると考えられている。感情が高ぶり交感神経が刺激されると、アドレナリンというホルモンが分泌され、毛根（もうこん）の近くにある立毛筋に働きかけるというのである。

とくに黒板のひっかき音に関しては、**チンパンジーの悲鳴に似ているため、不快に感じる**という説もある。

また、立毛筋は情緒的な興奮が強いときにも収縮する。それが鳥肌につながるともいわれている。大脳皮質からの刺激が視床下部（ししょうかぶ）に伝わって筋肉を収縮させるらしい。

# 歳をとるから早く目が覚める？

## それは「頭の老化」のせいなのか

若い頃は朝早く起きるのがツラく感じるものだが、高齢になると朝の早起きが苦でなくなる傾向がある。そのせいか、**おじいちゃん＝早起き**というイメージがすっかり定着している。こうした睡眠のリズムの変化は「**概日（がいじつ）リズム（サーカディアン・リズム）**」に関係しているという説がある。

サーカディアン・リズムとは、地球上の生物が生まれながらにして持っている生体リズム、すなわち「**体内時計**」のこと。人の場合、日の出とともに起き出し、日没後数時間で眠りにつくという、太陽の動きに合わせた生活リズムである。その生活リズムが歳を重ねると変化するというのだ。

体内時計は、脳内で分泌されるメラトニンというホルモンによって調整されている。メラトニンは体温の下降に関与しており、午後9時頃から分泌が増え、午前2~3時頃に最も多くなる。そして、体温が下がるタイミングで眠気を感じる。つまり、ちょうど夜眠りにつく午後10時~午前0時頃、メラトニンがさかんに分泌され、体温が下降してきて、眠気を感じるようになる。このしくみが、高齢になるにつれて変化するのである。

**メラトニンの分泌量は、歳を重ねるにつれて減っていき、体温の高低差も小さくなる。その結果、体内リズムの振幅が小さくなり、長く眠っているのが難しくなる**のだ。具体的には、眠りが浅くなって夜中に何度も目が覚めたり、早くから目が覚めてしまったりする。

長時間の睡眠が困難になると、自然と早起きになる。

これは体内時計が〝前倒し〟にされたということだから、ますます早起きになっても不思議はない。

つまり、高齢者は脳の機能が低下し、体内時計がズレてしまうことによって早起きになるというわけだ。

## 睡眠は「リズム」である

そのほか、高齢者の睡眠のリズムの変化は、睡眠の必要性が低下することによる生理的現象だという説もある。

体内時計を社会生活に合わせるには、スケジュールや約束事などとの調整をしなければならない。そうした機会が若い頃はあたり前のようにあるが、歳をとって少なくなると、時間の感覚を失い、睡眠障害が起こりやすくなるというのである。

睡眠時間に注目すべきという意見もある。成人の平均睡眠時間は7〜8時間だが、高齢者は6〜6・5時間と、人は歳をとると睡眠時間が減る傾向があるというのだ。ただし、高齢者は早起きなだけではなく、眠りにつく時間も早くなるため、これを疑う専門家も少なくない。

このように高齢者の睡眠に関しては、諸説あって結論をみていない。さらなる研究報告が待たれる。

# 辛いものを食べるとなんであんなにお尻がヒリヒリするのか

あの「燃えるような痛み」とサヨナラ

辛いものをたくさん食べた次の日は、トイレに行くのがツラくなる。うんこをしようと踏ん張ると、お尻の穴がヒリヒリして痛い。燃えるような痛みが1日中続くと、もはや拷問(ごうもん)のようだ。

このように、**お尻の穴がヒリヒリするのは辛味成分の影響**である。辛いもの、たとえば**唐辛子に含まれるカプサイシンなどは、胃や腸でほとんど消化されず、そのまま排泄される。**その際、辛味成分が肛門の上皮(じょうひ)にくっつくと、ヒリヒリした痛みを感じるのだ。

しかも、辛いものを食べるとお腹を壊(こわ)して下痢をしてしまうことが多く、必然的にトイレの時間が長くなる。唐辛子などの刺激物の摂りすぎが下痢の原因のひとつだ。

下痢をすると、ようやく排便をし終えても、いつもよりもお尻を拭く回数が多くなってしまうため、肛門にますます負担がかかる。肛門の粘膜が傷つけられることも少なくない。そして下痢が続くと、痔のリスクが高まる。

## かわいそうな肛門様へ

下痢と痔がどのように結びつくのか不思議に思うかもしれないが、その因果関係は次のようなものだ。

下痢をすると、直腸と肛門が結合してできた歯状線の小さなくぼみに液状の便が入りやすくなる。便には大腸菌などの細菌が含まれており、それが肛門腺に入り込んで感染を起こすと、痔になってしまうのである。

こうしてみると、辛い食べ物が肛門にとっていかに厄介なものかがわかるだろう。デリケートな肛門をいたわって、辛いものはほどほどにしておきたい。

# 外国への行きと帰りとで「時差ボケ」のヒドさは違う

## 同じルートをたどるだけなのにこの差

海外旅行をすると、時差ボケが起きることがある。夜、ベッドに入っても眠れなかったり、逆に昼間に眠かったり……。さらに体がだるい、食欲が出ないといった症状も現われる。

病気というわけではないが、体調が悪くて仕方ない時差ボケ。

これは、日本と海外に存在する**時差によって体内時計が乱れることが原因**で起こる現象だ。

地球は24時間で1回転、すなわち360度回転している。そのため経度（基準となるイギリスのグリニッジ天文台を通る経線と、ある地点を通る経線のなす角度。

東西それぞれ180度までの角度で表す）が15度ズレると、1時間の時差が生じる。

ズレが1～2時間ならさほど問題にならないかもしれない。しかし、時差が何時間にもおよんで、到着地で起きているはずの時間に眠らなければならなくなったり、眠っているはずの時間に起きていなければならなくなったりすると、生体リズムが狂ってしまうのだ。

とくに**時差ボケの症状がひどくなるのが、西から東に向かう東回りのとき**（日本からアメリカへ向かうなど）。航空機のパイロットやCAからも、西回りより東回りのほうが疲労度が激しいという声が聞こえてくる。

## 「東回り」には気をつけよ

なぜ、東回りの時差ボケのほうがひどいのかというと、人間の体内時計が24時間ではなく、25時間周期となっているからだと考えられている。

西回りの場合、地球の回転運動と逆に追いかけるかたちとなって1日が長くなるのに対し、東回りの場合、1日が短くなる。

言い換えると、東へ行くほど日本の時間よりも現地時間が前にズレ、西へ行くほど日本の時間よりも後ろにズレる。

したがって、本来の1日25時間の生体リズムとの差が少ない西回りのほうが、時差ボケは軽くてすむのである。

ちなみに、時差ボケの症状でよくみられる睡眠障害は、移動前のレム睡眠のリズムが持ち越されているために起こる。時差ボケにかかると、時差1時間につき、回復に1日かかるといわれている。

# 年々、「涙もろく」なるのは いい人生を歩んでいるから？

## 残念！　前頭葉の機能低下でした

たとえば、感動モノの映画やドラマを観たとき、誕生日に孫からプレゼントをもらったとき、長年連れ添った夫から「ありがとう」とお礼を言われたとき――。若い頃なら出なかったであろう涙が、歳をとると、うっかりあふれ出てしまうことがある。「年齢を重ねるごとに涙もろくなる」とよくいわれるが、これはどのように説明されるのだろうか？

まず、脳科学的に解釈すると、**前頭葉の機能の低下**を原因とする考え方がある。

脳の前頭葉には、内側前頭前野という感情のコントロールにかかわる部位がある。

たとえば映画やドラマを観て感動すると、内側前頭前野が活発化し、血流が増加。それを受けた副交感神経が、脳幹にある上唾液核に信号を送ると、涙腺に指令が出され、涙があふれると考えられている。

**若い頃は感情がたかぶってもブレーキをかけることができるが、歳をとると前頭葉の機能が低下して、ブレーキをかける力が弱まる。**そのため、涙もろくなるというのである。

## 「涙目」になりやすい人

これに対し、医学的な見地からは病気の症状のひとつとみなされることもある。

そもそも涙は、上まぶたの外側に位置する涙腺でつくられる。涙腺でつくられた涙は眼球の表面を潤した後、目頭の涙点（るいてん）に吸い込まれ、鼻涙管などを経て鼻腔に排泄される。ここでポイントになるのが鼻涙管だ。

鼻涙管は涙を吸い込むポンプ機能を持っている。そのポンプ機能が歳を重ねて弱まっていくと、鼻涙管閉塞（へいそく）症という症状になり、涙が鼻涙管に吸い込まれなくなる。その結果、涙が出やすくなる「涙目」になるのである。

# なぜ「カキ氷」だけが頭をキーンとさせるのか

## 冷やされるのは「内臓」なのに

日本の夏は暑い。そんなときに食べたくなるのが、かき氷。冷たいかき氷を口にかき込めば、ひとときの涼(りょう)を得ることができる。ところが、かき氷の食べ方を間違えると、大変なことになる。大量のかき氷を一気に食べようとすると、頭がキーンと痛くなるのだ。

頭痛は、頭の皮膚の血管が収縮や拡張することによって起こる。偏頭痛(へんずつう)なども、脳の血管が拡張されるために痛む。

では、そうした頭痛と冷たいかき氷の間に、どのような関係が生じるのか？

その謎を解くカギとなるのは、やはり血管だ。

## 「キーン」としたまま食べ続けるとどうなる？

かき氷やアイスなどの冷たいものを食べると、口腔や鼻腔、咽頭が急激に冷やされる。そこで人体が一時的に血流量を増やして温めようとすると、頭部へとつながる血管が拡張することになる。その結果、「キーン」とした頭痛が生じるのである。

さらに、冷たさそのものも痛みを起こす。というのも、**冷たい刺激が強すぎると、冷たさを感じる神経だけでなく、すぐ側にある痛みを伝える神経まで刺激してしまうのだ。**

その神経とは、アゴやまぶたにある三叉神経である。三叉神経はその名のとおり、顔の左右にそれぞれ3本に分かれて通っており、刺激に対して敏感である。

いずれにせよ、頭痛を感じたら「もう冷たいものを摂るのはおよしなさい」という、身体からの警告だと判断したほうがよいだろう。おいしいかき氷も、ほどほどにということだ。

# なぜ、気がつくとホクロが増えているのか？

## ホクロとソバカス

多くの人が顔などにホクロをもっている。ホクロがまったくないという人は、ほとんどいないのではないだろうか。

そのホクロが急に増えることがある。ある日、鏡を見て「あっ、ホクロが増えてる！」と驚くことになる。

そもそもホクロとは何かというと、**メラニンという色素**である。メラニンは皮膚表面のメラノサイトという細胞により、外部の刺激から肌を守るためにつくられる。その形成過程でメラノサイトが活性化され、過剰に分泌された結果、皮膚に残ってホクロとなる。

ちなみに、ソバカスも似たようなものである。やはりメラノサイトによってつくられ、太陽からの紫外線を吸収する役目を担う。

では、なぜホクロは増えるのだろうか？　その原因としては、次の3つがよくいわれている。

## 紫外線？　加齢？　ストレス？

1つ目は**紫外線の影響**だ。

太陽からの紫外線を受けると、メラノサイトが肌を守ろうとして活性化し、メラニンを生成する。このとき、メラニンの量が多かったり、メラニンの排出がスムーズに行われなかったりすると、ホクロになってしまうケースが見受けられる。

2つ目は**加齢**である。

歳を重ねると、肌のターンオーバー（皮膚が生まれ変わる代謝）のサイクルが乱れがちになる。若いうちは紫外線を浴びてつくられたメラニンが肌のターンオーバーによって排出されていくが、ターンオーバーサイクルの乱れにより、きちんと排出されず、ホクロになることがある。

3つ目は**外部からの刺激**。

化粧や洗顔などの際、皮膚に強い刺激や摩擦、圧迫が加えられると、そこにメラニンが集中する。その結果、ホクロができやすくなる。ほかに、生活習慣の乱れやストレスなども、ホクロが増える原因になるとされている。

ホクロがどうしても気になってしまうという人もいるだろう。しかし、気にしすぎてストレスを増やしたり、ついつい強く刺激したりすると、ますます増えてしまいかねない。

紫外線から肌を守るために日焼け止めをこまめに塗るのはすぐできるケア方法だが、あまり気にしすぎないのも大切である。

# 手や足の指だけお風呂でシワシワになる理由

## そこはもう死んでいる……

お風呂で温かいお湯につかり、１日の疲れを癒す――。至極の時間である。しかし、気持ちいいからといって、あまりに長い時間、湯ぶねにつかっていると、手や足の指がふやけてシワシワになってくる。

お腹や背中はシワシワにならないのに、なぜ、手や足の指だけシワシワになってしまうのだろうか？

そもそも皮膚は、表皮、真皮、皮下組織の３層からなる。そのうち表皮は、角質、淡明層、顆粒層、有棘層、基底層の５層からなるが、いちばん**外側の角質はすでに〝死んで〟いる。**

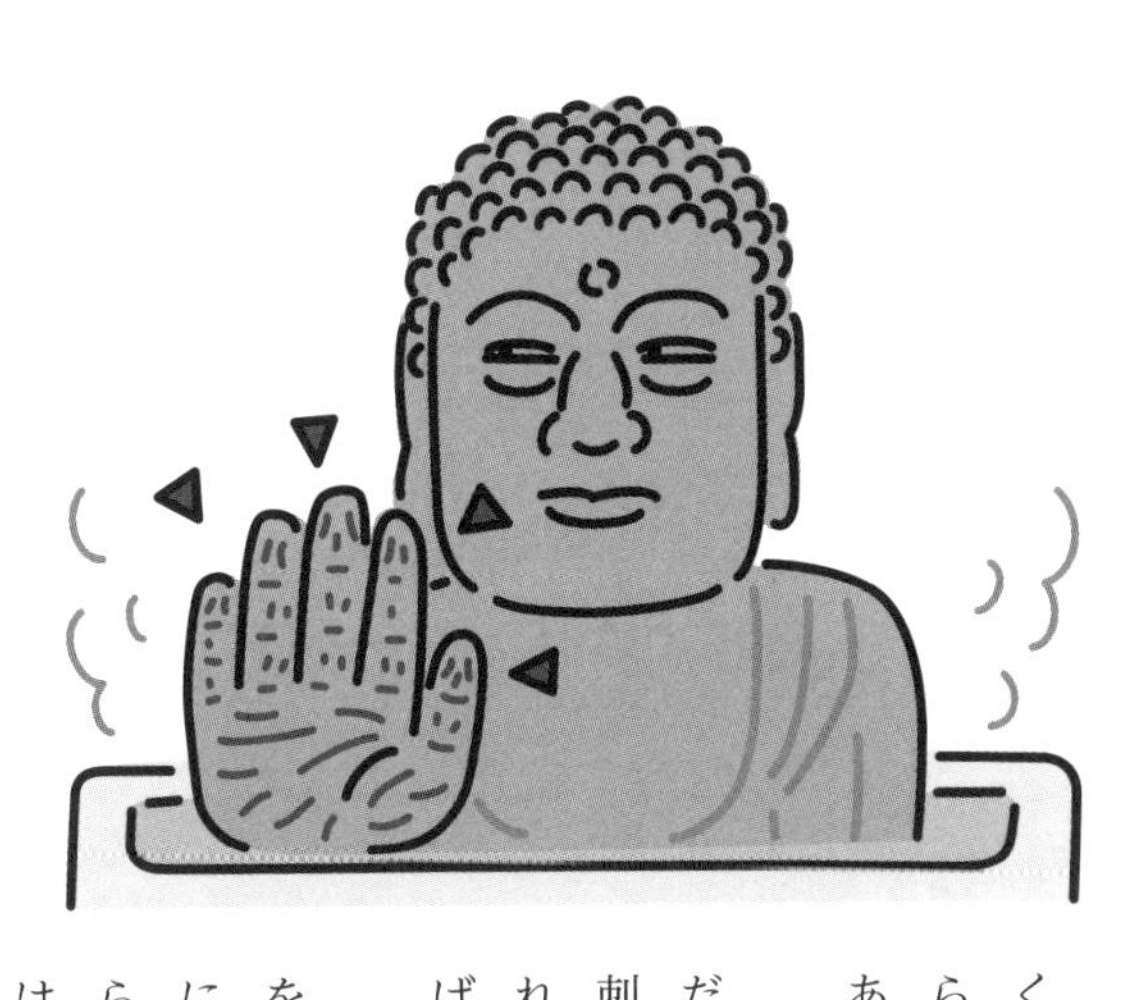

いちばん内側の基底層で新しい細胞がつくられると、それが徐々に表面に押し上げられていき、やがて死んで角質になるのである。

お風呂で肌をこすると出てくる垢は角質だ。すでに死んでいる細胞だから、少しの刺激ではがれ落ちるのである。角質がはがれ落ちると、今度は顆粒層の細胞が押し上げられて角質化する。

お風呂に長く入っていると、角質は水分を吸収する。その結果、ふやけてシワシワになるのである。お風呂から上がってしばらくすると水分が蒸発するため、シワシワは消える。

## 実はお腹もシワシワになっている

では、人体のなかで手や足の指だけがシワシワになるのはどうしてか？　その理由については諸説いわれているが、近年注目されているのは神経系の反応ではないか、という説。イギリス・ニューカッスル大学の研究チームが２０１３年に発表したものである。

指がシワシワになっていると、濡れた環境下でモノをつかみやすくなるため、指先の皮膚の外側部分が膨張する。つまり、手や足の指のシワシワは、人類が進化の過程で獲得した利点だというのである。

ちなみに、シワシワは皮膚のどの部分でも起こっている現象で、**お腹や背中もシワシワになる**ことはなる。ただし、そうした部位は角質が薄いため、手や足の指に比べて目立たないというだけだ。

# 3章

# 「ホントに因果関係なのか」のナゾ

# キスすると虫歯がうつる?

## フレンチキスでもディープキスでも

欧米では挨拶がわりのキスが欠かせない。恋人だけでなく、身近な人ともキスをすることがある。日本でも恋人同士なら、あたり前のようにキスをする。しかし、その**キスが虫歯の原因になる**ということをご存じだろうか?

そもそも虫歯の主な原因は、口内に存在する**ストレプトコッカス・ミュータンス**という細菌、通称「虫歯菌」にある。キスをすると、虫歯菌が唾液を介して相手に伝染し、虫歯になってしまうというわけだ。

虫歯菌は糖を分解して、デキストランとレバンという2つの物質をつくる。レバンは水に溶けやすいため口内に残ることはない。一方、デキストランは口内に住んでいる雑菌と混じり合い、歯垢になって歯にたまる。

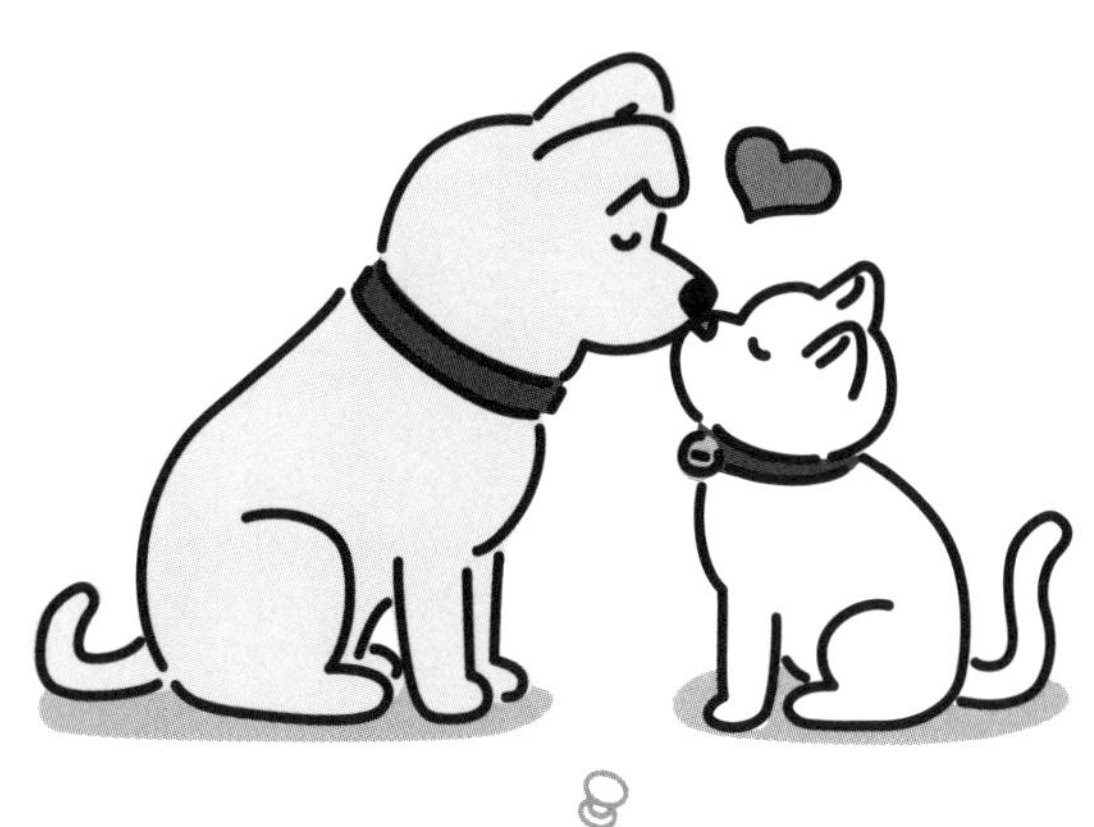

歯垢は乳酸発酵する細菌の格好のたまり場であり、虫歯菌が出す酸は歯のエナメル質を溶かす。すなわちキスをきっかけにうつった虫歯菌によって、新しい虫歯ができていくのである。

## こうすればOK！

虫歯菌にとくに気をつけたいのが乳幼児。一般に、2歳くらいまでの乳幼児の口内には虫歯菌の原因となる菌はいない。

しかし、母親が口移しで離乳食を与えたりすると、唾液を介して虫歯菌が伝染。大人になる頃には、虫歯菌を含めて700種類もの菌が存在するようになり、虫歯になることも増えるといわれている。

とはいえ、**唾液には強い殺菌力があり、虫歯菌を退治**してくれる。唾液が多い人ほど虫歯になるリスクは下がるとされるから、唾液の殺菌力に期待するのは間違いではない。

もし、虫歯菌がうつったとしても、歯磨きをはじめとするケアをきちんとしていれば、体調不良などで口内の菌のバランスが崩れない限り、虫歯になることはあまりない。

虫歯を恐れてキスを控えるというのは大きな間違い。たくさんキスをして、歯磨きをしっかりしていれば問題ないのである。

# テレビゲームのやりすぎで「ゲーム脳」になる？

「ゲームばかりやっていると頭が悪くなるわよ」

ゲームの進化が止まらない。グラフィックはどんどん精細になってリアルに近づき、現実世界を再現したＶＲ（仮想現実）でもゲームを楽しめるようになった。ジャンルが多様化したり、オンラインでつながったりと、その世界観は際限なく広がり続けており、もはや〝子どものおもちゃ〟というイメージはすっかりなくなった。

そうしたなか、いまも根強くいわれているのが**「ゲーム脳」や「ゲーム依存」などの問題**だ。

多くの親は子どもに対して、「ゲームばかりしていると頭が悪くなる」と叱ってきた。たしかに勉強時間を削ってゲームばかりしていれば、成績が下がってしまうこともありうるだろう。何も考えずゲームに反応する行為だけを続けていれば、考える力が養われにくくなるであろうことも想像できる。

また、長時間にわたってゲームをプレイすることで、感情や理性、社会性を司る脳の司令塔である前頭前野の機能が低下し、感情が抑制できなくなったり、キレやすくなったりするともいわれている。

さらに近年、ＷＨＯ（世界保健機関）に認定されたことにより、「ゲーム依存症（ゲーム障害）」が広く知られるようになった。睡眠時間や食事時間を惜しんでまでゲームに熱中するあまり、自分自身で利用時間などをコントロールできなくなり、日常生活に支障をきたしてしまう病気だ。

**ゲーム依存症患者の脳を見ると、ギャンブル依存やアルコール依存の患者と同じような異常反応が見られる**という。

## こんな「プラス面」をどうみるか

このようにゲームのマイナス面が指摘される一方で、プラス面も明らかになってきている。

最新の脳研究によると、ゲームをプレイしているときには、前頭前野や記憶を司る海馬（かいば）が活性化するという。つまり、**ゲームによって理性や社会性を高めたり、記憶力を高めたりする効果が期待できる**というのだ。

アクション系のゲームは、視覚認識能力の向上に寄与するともいわれている。視覚認識能力とは、目で見た情報をデータ化して総合的にとらえる能力のこと。たとえば、街の人込みのなかから特定の人を探し出すような力が鍛えられるらしい。

さらに、ほかのゲーマーとの交流や協力によって互いに得するしくみがあるソーシャルゲームは、社会性を高めるのに役立つかもしれない。

つまり、ゲームがプラスに働くかマイナスに働くかは、程度の問題といえそうだ。ギャンブルやアルコールもほどほどに嗜（たしな）む分には問題ないが、やりすぎると心身に支障が出る。

ゲームに関しても、必ずしも悪影響を及ぼすわけではないのである。

# 恋をするとキレイになる？

## 「いい人でもできたの？」と聞かれたいなら

「恋する女は綺麗(きれい)さー♪」

ひと昔前、こんな曲が流行した。巷(ちまた)でも「恋をするとキレイになる」とよくいわれ、それが恋愛推奨(すいしょう)の理由とされることも珍しくない。それもそのはず、恋をしている女性は実際に美しくなるのだ。

なぜ、**感情の変化だけでキレイになれる**のだろうか？　そのメカニズムは、脳に隠されている。

人が誰かと恋愛をすると、脳内でドーパミンが分泌される。ドーパミンとは、興奮したり、何か重大なことに挑戦したり、勝負をしなければならないときなどに分泌される化学物質。

この化学物質が分泌されることによって、脳が活性化すると強い快感や多幸感を得られることから「脳内麻薬」などとも呼ばれる。

恋愛感情が芽生え、ドーパミンが大量に分泌されると、快感が得られるだけではない。**代謝が上がって全身が活性化されたり、免疫力が高まったりする。その結果、肌がツヤツヤし、イキイキと輝いて見える**のである。

## 皮膚の潤いや透明感の秘密

さらにドーパミンによってもたらされた快感が、中脳から大脳辺縁系の視床下部に伝わると、下垂体(かすいたい)からさまざまな脳内ホルモンが分泌される。

たとえば、プロラクチンという脳内ホルモンは、肌の新陳代謝を活発にし、**皮膚に潤いや透明感をもたらしてくれる**。プロラクチンは妊娠したときにも分泌量が増え、出産時に分泌量がピークに達する。子どもを産んだばかりの女性が美しいといわれるのは「催乳(さいにゅう)ホルモン」の異名を持つこのプロラクチンの影響だったのだ。

もうひとつ、エストロゲンという女性ホルモンも見逃せない。恋をしてエストロゲンの分泌量が増えると、**女性らしい曲線的な体つきになり、肌や髪の毛が輝いてくる。**

このように、恋する女性は「美」という観点からはいいことずくめといえる。

しかし、失恋すると大きな痛手が待っている。

たとえば、脳の感情や記憶に関与する部位が影響を受け、心身ともに休まらなくなる。

その結果、消化器官がトラブルを起こしがちになり、食欲不振を招き、大きな体重減少などにつながりかねない。

美しさをキープしたいなら、つねに「恋する女」でいる必要があるのかもしれない。

# 「焦げたもの」を食べるとがんになる?

## 丁寧に取り除いている方へ

焦げたものを食べるとガンになる――。そんな噂を聞いたことはないだろうか。焼魚や焼肉などの少々の焦げなら気にならないし、炊き込みご飯などはおこげがあったほうが美味しかったりするので、俗説と割り切っている人も多いだろう。しかし、健康に気を遣い、焦げた部分を丁寧に取り除いてから食べている人もいる。さて、この噂は本当なのかどうなのか?

たとえば肉類は、タンパク質を多く含んでいる。タンパク質が焦げると、タンパク質を構成するアミノ酸のなかのトリプトファンやグルタミン酸が熱で分解され、発がん性物質が生じる。そのことが「焦げたものを食べるとがんになる」という噂の元になった。

たしかに、**動物実験では発がん性を示している。**国立がんセンター名誉総長の杉村隆博士がラットを使った実験を行ない、タンパク質やアミノ酸を高温で焼くときに生じる物質が、体内に入って代謝されると発がん性を示したことを確認している。しかし、人体でも同じ結果を示すわけではない。

## 茶碗何杯もの「焦げ」を毎日食べ続ける人はいるだろうか

焦げを食べることによってがんになる可能性があるのは、自然な状態ではとうていあり得ない。がん化するのは膨大な量を摂取した場合に限られるのだ。

杉村博士の実験において、ラットに毎日与えられた焦げの量を人間に換算すると、茶碗数杯分。それを年単位で食べ続けたことにより、発がん性を示した。すなわち、焦げががんを引き起こす可能性はあるかもしれないが、**普通の食事で焦げた部分を食べる程度でがんになることはない。**神経質になりすぎず、食事を楽しむほうが健康によさそうだ。

# チョコレートを食べると虫歯になる?

虫歯菌は砂糖を好むが……

日本人の歯の健康状態を調べると、子どもの虫歯は減っているのに対し、大人の虫歯は増加しているという。

歯垢のなかに細菌が棲(す)みつき、食べ物に含まれる糖分をエサにすると、酸が出てくる。この酸が歯のエナメル質を溶かしてしまい、虫歯になるのである。

虫歯になりやすい食べ物としては、やはり甘いものがあげられる。**虫歯菌は砂糖を好む**のだ。そこでやり玉にあげられやすいのがチョコレートである。実際、チョコレートには砂糖がたっぷり含まれており、親が子どもに対して「チョコレートを食べると虫歯になるよ」などといましめることも多い。ところが実は、**チョコレートが虫歯菌の働きを抑制する**効果があるともいわれているのである。

## 「チョコレートを食べた人」と「キャンディーをなめた人」の実験

虫歯菌のなかで、とくに厄介とされるソブリヌス菌。このソブリヌス菌の働きを抑制する効果が、チョコレートの成分であるカカオに含まれている。

第二次世界大戦後、スウェーデンで間食に甘いものを食べる実験が行なわれ、チョコレートを与えられた人が、キャンディーやトフィー（砂糖とバターを加熱してつくるキャラメルのような菓子）を与えられた人と比べて虫歯の発生が少ないことがわかった。それ以外、さまざまな研究が進められ、カカオには虫歯になりにくくなる成分が含まれていることが判明したのである。

チョコレートはケーキやキャンディーなどと並んで砂糖をたくさん含んでいる食べ物の代表格といえる。それだけに悪者にされるのは仕方なくもあるが、むしろ虫歯予防の強い味方にもなりうる。もっとも、食べた後は歯磨きを忘れてはいけないが。

# いつも帽子をかぶっているとハゲる?

## 薄毛と帽子と私

頭髪の悩みを抱えている人にとって欠かせないアイテムといえば帽子である。スキンヘッド、もしくはそれに近い人よりは、薄くなりかけの人のほうが、帽子が手放せないかもしれない。

しかし、帽子を常にかぶっていると、薄毛がさらに進んでしまうということを忘れてはならない。帽子をかぶっている状態は、頭髪や頭皮にとって快適な環境ではないからだ。

きつめの帽子を毎日かぶっていると、**頭皮が圧迫されて脱毛症につながる**おそれがある。帽子に頭皮が締めつけられると、毛根のまわりの毛細血管も締めつけられることになり、毛根に栄養素を運ぶ血液の流れが悪くなる。**毛根に十分な栄養素が**

届かないと、髪の毛の健康が保たれず、抜けやすくなってしまう。

## 制服制帽でも平気な人へ

それなら、ゆったりした帽子をかぶればいいと思うかもしれない。しかしその場合も、頭皮環境の悪化という問題は残る。

どんな帽子をかぶったとしても、帽子のなかの風通しが悪いことに変わりはない。長時間かぶり続けていると、**頭皮が蒸れている状態が続き、雑菌の繁殖が活発化。**不衛生な頭皮は、髪の毛の発育を妨(さまた)げ、抜けやすくしてしまう。

とはいえ、帽子をかぶることにより、必ず薄毛が進むというわけではない。あくまでマイナス要因になるということだ。

帽子を脱いだらシャワーで汚れを落とし、頭皮を清潔に保つ。仕事柄どうしても帽子をかぶらなくてはならないなら、こまめに脱いで蒸れない工夫をする。そうした心がけを持っていれば、帽子をかぶっていてもハゲは防げるかもしれない。

# メンソールのタバコを吸っていると EDになる？

## アソコの血管に何が起こるのか

メンソールのタバコといえば男性よりも女性に人気というイメージがあり、実際、好む女性も多いとされている。男性でメンソールを吸っている人もいるが、男性の場合、気になるのが**メンソールでＥＤ（勃起不全）になってしまう**という噂だ。

メンソールのタバコの健康被害に関しては、ほかのタバコを吸っている人に比べて、脳卒中を起こすリスクが2倍以上になるといわれている。

メンソールは、ほかのタバコに比べてさわやかで吸いやすいため、深く吸い込んでしまう傾向にある。体調が悪いときでも、後味がすっきりしているため、つい吸ってしまう。そうした特徴が健康被害を多くしていると考えられている。

しかし、「メンソールでＥＤ」は俗説にすぎない。**メンソールには血管拡張作用**

があるため、血管収縮が関与していると考えられているＥＤを引き起こすことはないといわれているのだ。

## ある調査によると……

ただし、メンソールうんぬんは関係なく、タバコは男性にとって大きな脅威となる。タバコにはニコチンが含まれている。その毒素は非常に強く、40ミリグラム(強いタバコなら2本分に相当)ほどで致死量となる。タバコを吸った場合、ニコチンを煙として吸い込むため、致死量分を吸収することはないが、少量といえども体内に吸収すれば、体に悪影響を及ぼす。

その悪影響のひとつが勃起力である。ある調査によると、1日30本以上のタバコを5年間吸い続けた男性は、8割以上が30代で勃起力を減退させるという。

つまり、喫煙自体がＥＤを引き起こすともいえるのだ。

# おヘソのゴマを取るとお腹が痛くなる?

人に見られたくないあの正体

昔から日本では、「おヘソのゴマを取ってはいけない」といわれてきた。忠告を聞かず、指先でゴマをいじっていると、本当にお腹が痛くなってしまったりする。なぜ、おヘソのゴマを取ることによって、お腹に痛みが生じるのだろうか?

そもそも**おヘソのゴマの正体は、皮膚の垢**である。リノール酸やステアリン酸などの脂肪酸とゴミなどが混ざって固まるとゴマ状となる。人体にとって大事なものではなく、**ゴマを取ることが直接、腹痛につながるわけではない**。なので、おヘソを軽く掃除したくらいでは大きな問題はない。

ただし長時間、おヘソを掃除し続けたり、深く触りすぎたりすると、その限りではない。おヘソを執拗(しつよう)にいじっていると、トラブルを招くことになるのである。

## なぜ、「いじってはいけない」のか

実は、おヘソは腹壁(ふくへき)につながっている。つまり、おヘソのすぐ下は内臓である。その構造は、「出べソ」をイメージするとわかりやすい。

**出べソとは、おヘソの周囲の肉が未発達で、肉の隙間から腸が飛び出している状態**を指す。生後間もない赤ん坊などに多く、成長して周囲の肉が発達すると、飛び出ていた腸は自然に引っ込み、出べソは治る。

つまり、骨や筋肉によって覆われている普通の内臓とは構造が異なる。おヘソは内臓と密着しており、普通の内臓のように肉や骨に覆われていない。したがって、**おヘソを強く刺激すると、その刺激がダイレクトに内臓に伝わり、痛みが生じる**ことになるのである。

とても繊細なおヘソ。それでもゴマを取りたいなら、オリーブ油などを数滴垂(た)らしてゴマをやわらかくし、そっと綿棒などでふきとるようにするといいだろう。

# 4章

# 「妙にリアルな俗説」のナゾ

# あくびはうつる?

一所懸命にかみころしている方へ

他人のあくびを見て、思わず自分もあくびをしてしまう——。よくある光景である。それが重要な会議中、上司の目の前でのことだったりすると、あくびを〝うつした〟人を恨(うら)んでしまうかもしれない。

長年、あくびが出るのは、脳が酸欠状態になっているからと考えられてきた。脳に酸素を送り込むため、人はあくびをするというのである。たしかに閉め切った部屋などにいると、あくびをしたくなる。

しかし近年、血液中の酸素濃度や炭酸ガスの量を変えても、あくびが出る頻度(ひんど)が変わらないことがわかり、その因果関係に疑問符がつけられた。

酸欠状態説に代わって有力視されているのは、眠ってはいけないときに脳を興奮

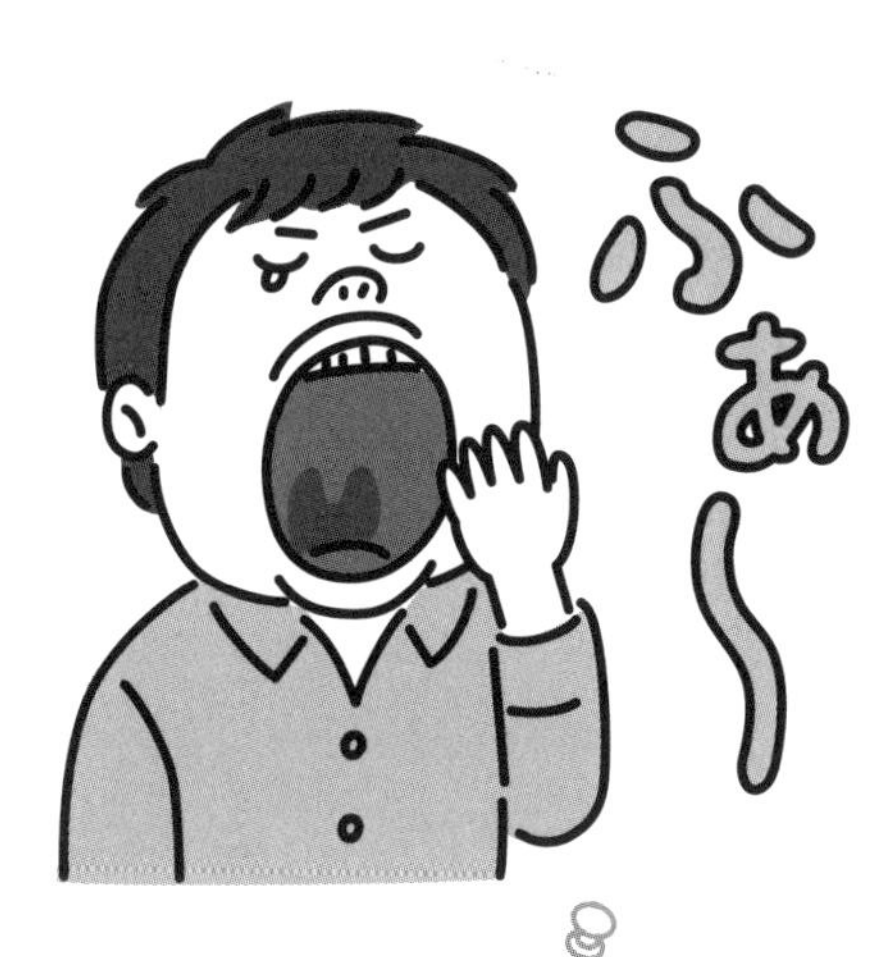


状態に保つためにあくびをするという説や、アゴと顔の筋肉を伸ばすことで血流をよくしようとしているという説だが、いずれも確証には至っていない。

## 赤ちゃん同士では「うつらない」

では、あくびが他人に〝うつる〟メカニズムに関してはどうだろうか？

他人があくびをしているのを見て、自分もあくびをするのは偶然にすぎないという説がある。空気の悪い空間で、複数人が一斉にあくびをすれば、あたかも伝染したように見えるというのだ。

しかしながら、この説には反論が提示されている。アメリカ・メリーランド大学のロバート・プロビン氏の実験により、**あくびをした人の映像を別の人が見ると、あくびの回数が多くなる**ことがわかった。つまり、あくびは見ただけで〝うつる〟らしいのだ。

そこで注目を集めるようになったのが**共感説**である。これは、他人に対する共感から自分も思わずあくびをしてしまうというもので、自他の区別ができ、他人に共感可能な人にのみ起こるとされる。なるほど、知性が未発達の赤ちゃんにあくびが〝うつらない〟のは、まだ共感できないからと考えると合点がいく。

共感説によると、**あくびは親切で優しい人ほどよくうつる**という。親切な人、優しい人は他人に共感しがちな傾向があるからだ。

ただし、この共感説もまだ仮説にすぎない。あくびに関しては、解明されていないことが多いのである。

# 酢を飲むと身体はやわらかくなる?

## 魚がやわらかくなるように人も!?

魚を料理するとき、小骨の多い小魚を酢につけておくと、身から骨まで酢が浸透して骨がやわらかくなる。青魚の切り身を酢につけると、皮がはがれやすくなったりもする。古くから伝わる生活の知恵である。

その影響からか、日本には酢を飲めば身体がやわらかくなると信じている人が少なくない。

身体の硬い人に対して、「酢でも飲んだら」などとアドバイスしたことがあるだろう。

しかし残念ながら、**どんなにたくさん酢を飲んだところで、身体がやわらかくなることはない。**

たしかに、酢には酢酸や酵素が含まれており、それらはタンパク質やカルシウムを分解したり、溶かしたりする性質を持っている。酢につけておいた魚の身や骨がやわらかくなるのはその働きによる。

しかし、酢が人の体内に入り腸に達すると、腸液で中和され、最終的には二酸化炭素や水として排泄されてしまう。

それ以前に、栄養素を身体の隅々に運ぶ血液が酸性になることはありえないから、酢が骨をやわらかくすることもないのである。

## それは「クエン酸の効果」なのか

それでも「酢を飲んで身体がやわらかくなった」と言い張る人がいるとすれば、**クエン酸**の効果によるものかもしれない。

クエン酸は、酢の主成分である酢酸が体内で分解されて生成される。**疲労回復を**

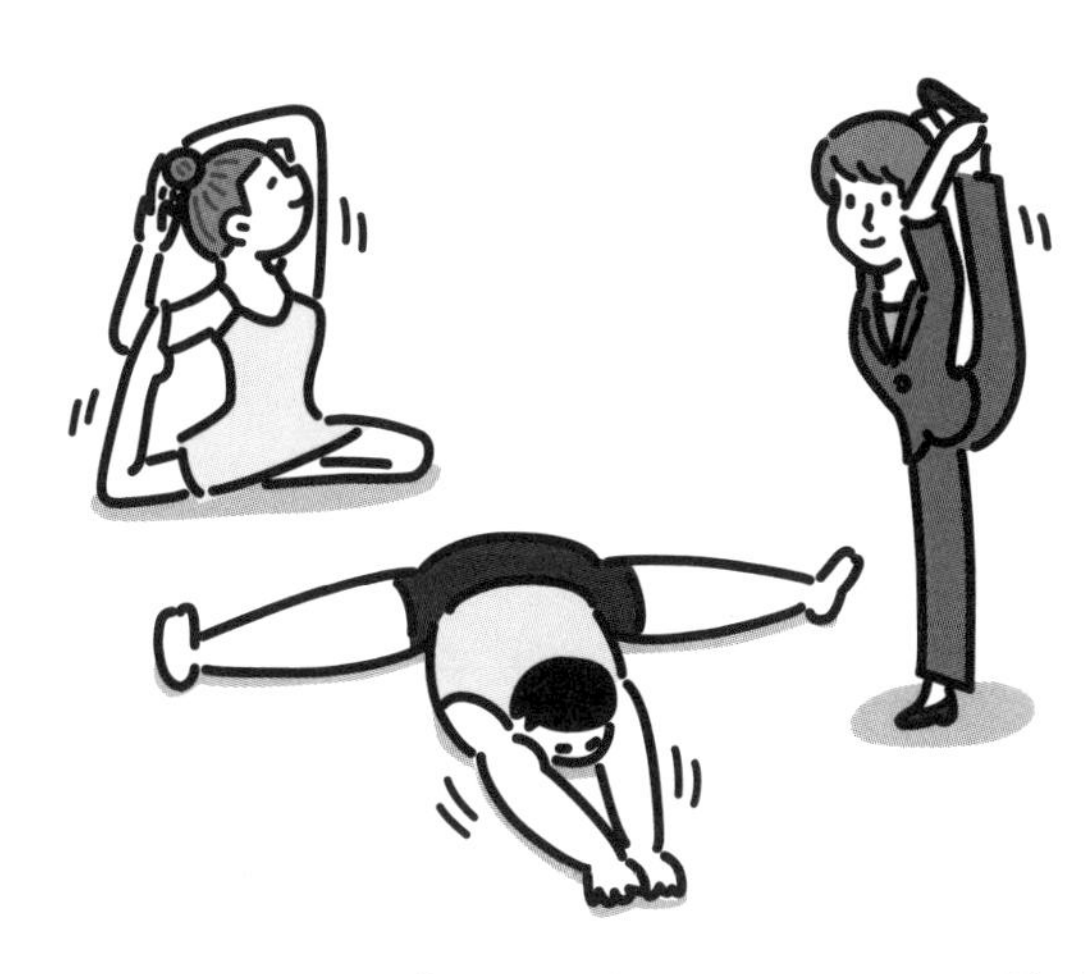

**うながしたり、血流をよくしたりする働きがある**ため、酢を飲むことで疲れて硬くなっていた筋肉がほぐれ、柔軟性を取り戻すことがある。

その結果、身体がやわらかなくったと感じ、酢の効果を喧伝（けんでん）する人がいたとしても不思議はないだろう。

かつて、あるサーカス団の団員が疲労回復を目的に大量の酢を購入したところ、その場面を偶然目撃した人がいて、「身体をやわらかくするために酢を飲んでいる」という噂が広まったことがあったという。それもやはり科学的根拠のない迷信が生んだ逸話でしかなかったのだ。

# 白髪は抜くと増える？

むやみに抜いてしまうと……

歳を重ねると、多くの人がハゲるか白髪になる。日本人の場合、一般的に白髪が出はじめる平均年齢は、男性で34歳、女性で35歳といわれている。その後、40歳で80％、50歳で90％の人が1本以上の白髪を生やすことになる。

そもそも毛髪の色は、毛母細胞の間の色素細胞がつくるメラニン色素を取り込んでつくられる。年齢を重ねるにつれて新陳代謝が衰え、色素細胞の機能が低下し、メラニン色素がつくられなくなるため、毛髪は徐々に白くなっていく。なかには若くして白髪の多い人もいるが、「若白髪の人は出世する」「若白髪は福のもの」などといわれ、白髪は幸運のしるしにたとえられてきた。その真偽は別として、自然現象なのだから、白髪を引け目に感じる必要はないだろう。

## 毛根だって大事にされたい

そんな白髪についてよくいわれるのが、白髪を抜くと増えるから抜いてはいけないという教えだが、実はこれは、科学的根拠のない迷信である。

**白髪を気にして抜いたとしても、増えることはない**。1本抜いたら次は2本、2本抜いたら次は4本というように、ネズミ算式に増えていくことはない。1本くらい抜いても何も変わらないので心配する必要はないのである。

しかし、いくら増えないからといって、むやみに白髪を抜いてはいけない。白髪の毛根では、メラノサイトという色素細胞の働きが低下しているため、抜いた後に生えてくる毛も白髪であることが多い。つまり、白髪を抜いてもまた生えてくるので、減ることもないのである。むしろ**心配したいのは毛根へのダメージや毛髪の成長サイクル**。これらに影響を与え、新しい髪が生えてこなくなる可能性もあるので、白髪だからといって、簡単に抜かないようにしたい。

# ショックが強いと一夜で「白髪」になる?

## まるでマリー・アントワネットのように

フランス革命期の王妃マリー・アントワネットは、革命軍に捕らえられた後、死の恐怖から一夜にして白髪になったと伝えられている。ほかにも黒髪（金髪）が一夜で白髪になったというエピソードは、世界各地にいくつも残されているが、そのような現象が本当に起こりうるのだろうか?

実は、老化によりメラニン色素がつくられなくなるのとは別の要因で白髪になることもある。たとえば、**ストレスを原因とする**ものである。

ストレスが続くと、頭皮を覆う毛細血管が収縮してしまう。そのため、毛母細胞の働きが低下し、メラニン色素をつくっている色素細胞（メラノサイト）の働きが衰える。その結果、白髪が増えるというのである。

あまりに大きなストレスを受け、毛細血管が一気に収縮したとすれば、短期間で白髪になったとしても不思議はないように思える。

## ハーバード大学の研究チームの発表

一方、たった一夜で白髪になることはないという意見もある。

白髪は色素細胞の働きが衰え、色がつかないまま生えたもの。黒髪として生えてきた髪は、メラニン色素を脱色でもしない限り、白くなることはないというのだ。

ただし、ハーバード大学の研究チームは近年、恐怖などのストレスが原因で、一夜にして白髪になる可能性があると発表している。

急性ストレスによって交感神経系が過剰に活性化すると、ノルアドレナリンという神経伝達物質が大量に放出される。**ノルアドレナリンは、色素再生幹細胞を活性化させ急速に枯渇（こかつ）させる。**その結果、白髪化が促進されるというのである。

はたして、マリー・アントワネットの伝説は真実なのだろうか。

# 「男脳」と「女脳」がある？

## 専門家はどう考えているか

男性と女性では体つきが異なり、行動や社会的な役割も異なるケースが多い。そのため、脳も男性と女性で違っていると考えられる傾向にある。女性はおしゃべり、男性は話を聞かない。女性は感情で判断しやすく、男性は論理的に考える。女性は地図を読むのが苦手、男性は地図を読むなどの空間認識能力に優れている――。

このように一般にいわれている男女の差は、脳の性差、すなわち構造や機能の違いにあると考えられてきた。たしかに、**ネズミなどのげっ歯類はオスとメスで脳の構造が異なり**、それが行動の差につながっている。しかし、人の脳の性差に関しては誤った認識が一般化している。

たとえば、右脳と左脳を連結する脳梁と呼ばれる部位についての言説である。これまで脳梁は男性より女性のほうが太く、そのため女性のほうが右脳と左脳の連携がよくできているといわれてきた。

しかし、この説の根拠となったデータは信憑性に乏しく、ほとんどの脳科学者が信じていない。

現在では**男性と女性の脳全体の差はほぼ存在せず、男脳・女脳というのも誤った認識**というのが常識になっているのだ。

## 女の子は人形好き？　男の子は乗り物好き？

では、先に述べたような日常生活での男女の違いは、どのように説明されるのだろうか？　一説によると、男性ホルモンが脳の違いにかかわっており、それが行動や考え方として表出するのではないかといわれている。

人の赤ちゃんの場合、男の子ならクルマや電車などを好んだり、女の子なら他人の顔に興味を持ったりするなど、生まれて間もない頃から性差がみられる。少し成長すると、男の子ならボール遊びなどに興味を示したり、女の子なら人形遊びやままごとなどを好んだりするようになる。

こうした行動に影響しているとされるのが、アンドロゲンという男性ホルモンである。**胎児の脳は最初はみな同じであっても、アンドロゲンの作用により、性差が生まれる**というのだ。

男性ホルモンが男女の内面的な違いを生み出しているとは、少々意外である。

# 男の浮気と女の浮気は違う?

ついその気になるメカニズム

生物学的観点によると、オスは浮気をする生き物だといわれている。

あらゆる生物は、遺伝子を未来につなぐようにプログラムされているが、人間の女性の場合、産める子どもの数が決まっており、**特定の女性だけを交尾相手にすると、遺伝子を残せる可能性が低くなる**ため、別の女性とも交尾するというわけである。

これはホルモンレベルでも説明が成り立つ。男性の精巣（睾丸）で生み出されるテストステロンという男性ホルモンは、特定の女性と何度もセックスしていると分泌が減っていき、性欲が半減する。しかし、別の女性とセックスすることにより分泌が増えるといわれている。

テストステロンの分泌が低下し続けていれば浮気する可能性も低いが、新しい女性に出会い、分泌が増えれば、ついその気になってしまうのである。

ただし、浮気をするのは男性に限らない。女性も浮気をする。では、女性の浮気はどのように説明されるのだろうか?

## 「エストラジオール」恐るべし

女性の浮気については、エストラジオールというホルモンが影響しているという説がある。

アメリカ・テキサス大学の研究チームが約50人の女学生を対象に調査したところ、**エストラジオールの分泌が高い水準にある女性は、自分のパートナー以外の男性を誘惑したり、親密な行動をとったりする可能性が高い**ことが示されたという。

エストラジオールの分泌状況が、浮気するかどうかを決めると可能性があるいうことである。

そもそもエストラジオールとは生殖能力と関係する女性ホルモンで、エストラジオールの分泌が多い女性は、女性的な体型になるとされる。

そのせいか、女性としての自信が高く、異性からも魅力的に感じられる傾向にあるという。

結果として、多くの男性と接する機会が増え、浮気しがちになるのかもしれない。

また、エストラジオールは露出度の高い服を着ているときほど分泌が多く、浮気をする可能性も高くなっているという説もある。

実際、エストラジオールがどのくらい影響しているのかわからないが、女性にとっては「エストラジオール恐るべし」といったところだろうか。

# 男の子は「ママ似」、女の子は「パパ似」？

## 遺伝学は知っている

親子は似ているものだが、「男の子は母親似になり、女の子は父親似になる」とよくいわれる。いわれてみると、たしかにそのような気もする。

母親は息子をかわいがりがちで、父親は娘をかわいがりがちとされることも、この法則の信憑性に影響しているのかもしれない。

実は、これは単なる俗説ではなく、遺伝学的な根拠がある。

そもそも遺伝子情報は、染色体にのっている。染色体は同じ形のものが2本ずつ、計23組あり、22組目までの遺伝子情報は男の子でも女の子でも変わらない。23組目の染色体によって男女が分かれる。

23組目の染色体は、父親の持っているXY染色体から1本、母親が持っているX染色体から1本を受け継ぐ。

このとき、父親に由来するY染色体と母親に由来するX染色体を受け継ぐと男の子になり、父親に由来するX染色体と母親に由来するX染色体を受け継ぐと女の子になるのだ。

## X染色体とY染色体

Y染色体はX染色体に比べて小さく、その情報量は100倍もの違いがあるといわれる。

大きなX染色体には顔つきや性格、体の機能などの情報がたくさんのっているのに対し、Y染色体には生殖器をつくる情報しかのっていない。

そのため、**XY染色体を持つ男の子は、母親から受け継いだX染色体の影響を強く受け、母親に似る**ことになる。

一方、XX染色体を持つ女の子はどうかというと、両者の染色体に差がなければ父母双方に似るはずだが、実際は**母親から受け継いだX染色体より、父親から受け継いだX染色体のほうが影響力が強いため、父親に似る**可能性が高まるのである。

とはいえ、子どもが父親似になるか母親似になるかは、これ以外にも複数の遺伝子が関係してくるため、「男の子=母親似、女の子=父親似」の法則は絶対ではない。

父親に似ていない女の子、母親に似ていない男の子もたくさんいるので、あくまで可能性の問題にすぎないと覚えておきたい。

# 寝る子は育つ？

将来の身長は何で決まるのか

人の身長が大きく伸びる時期は2回あるといわれている。最初は生まれた直後で、次は成長期だ。成長期は男性の場合は13歳前後、女性の場合は11歳前後とされており、そこから数年続く。

成長期には1年で10センチメートル以上も身長が伸びることがあるが、その要因のひとつとなるのが睡眠だ。

「寝る子は育つ」といわれるように、**睡眠を十分にとるかどうかが将来の身長を決める**ことになる。

しかしながら、なぜ寝ると育つのだろうか？

それは睡眠中に成長ホルモンが分泌されるからである。**成長ホルモンは昼間起きているときにも分泌されるが、夜寝ているときの分泌量のほうが多い**のだ。

## 「体も脳も休んでいる時間」が大事

人の睡眠は、浅い眠りの「レム睡眠」と深い眠りの「ノンレム睡眠」に分かれており、双方が90分周期で交互にやってくる。

レム睡眠のとき、身体は眠っていても脳は活発に動いていて、少しの刺激で目が覚める。夢を見るのもレム睡眠のときが多い。

一方、ノンレム睡眠のときは、体も脳も休んでいる。成長ホルモンが脳の下垂体から大量に分泌されるのは、このノンレム睡眠のときだ。

ノンレム睡眠に入って30分ほど経(た)ったときが、成長ホルモンの分泌のピークとされる。

具体的な時間帯でいうと、**午後10時から午前2時くらいにピークを迎え、身体の成長をうながす。**日頃、睡眠を十分にとっていて、栄養状態などにも問題がなければ、成長期での身長の伸びが期待できるだろう。

一方、ゲームをしたり、動画を見たりして夜ふかしをし、成長ホルモンの分泌がピークを迎える時間帯に眠らずにいると、身体の成長に悪影響が出ることになる。

ちなみに、成長ホルモンは子どもだけでなく、大人のノンレム睡眠時にも分泌される。

もちろん、子どものように身体を成長させる効果はない。しかし、身体のケガの修復や細胞の再生などに重要な働きを持っているため、睡眠は大人にも重要になってくるのである。

# 「生理」はうつる？

なぜ次々とはじまるのか

「生理（月経）はうつる」とよくいわれる。仲がよい友達同士で生理のタイミングが一緒になったり、女性だけで集団生活をしていてひとりが生理になると、次々に生理がはじまったり、といった不思議な現象が起こることがある。

そもそも生理は、個々人に一定の周期性を持って発生するものであり、ウイルスのように感染することはない。うつるという医学的な根拠もまったくなく、世間的には俗説や都市伝説として扱われている。

ではなぜ、前述したような現象が起こるのだろうか？　単なる偶然と片づけてしまってよいのだろうか？

実は「生理はうつる」現象について、科学的な考察もなされている。そのひとつが**「ドミトリー効果説」**である。

生物学者の山元大輔（やまもとだいすけ）氏によると、原始時代の人々は厳しい環境のなかで生きながらえるため、同じ集団に属する女性たちが生理の周期を合わせて妊娠・出産していた。そうすることにより、お互いで協力しつつ授乳や育児を行なっていたのではないかというのである。

この説は憶測の域を出ないが、たしかに育児の効率が上がれば、そのぶん生存率も高まると考えられる。とすると、**「生理がうつる」現象は、子孫繁栄のための人類の生き残り戦略**といえるだろう。ネズミも複数を一緒に飼っていると、生理周期が同じになることがあるという。

## シカゴ大学での実験

また、アメリカのシカゴ大学による実験では、実際に生理がうつったことが確認されている。

1990年代末のこと。大学の寮で生活しているひとりの女学生の腋の下にはさんだコットンを、別の学生の鼻の下にすりつけて、数時間顔を洗わないようにする。これを数カ月続けた結果、すりつけられた女学生の生理周期がズレはじめ、最初の女学生の周期に近づいていった。生理がうつったのである。


先に述べた原始時代の事例と同じく、閉鎖的な環境で生活を送っていると、やはり「生理がうつる」現象が起こるようだ。

繰り返すが、いまのところ「生理がうつる」現象に科学的な根拠はない。ただし、こうした現象が起こりうることはたしかなようである。

# 男のほうが犯罪に走りやすい？

## 攻撃的、戦闘的なのはホルモンのせいか

男性も女性も犯罪を犯す。しかし、男性は加害者、女性は被害者というイメージが強いようにも思える。

実際、統計で男女比をみると、どんな犯罪でも男性が圧倒的に多い。その傾向は日本に限らず、世界各国でもほぼ同じだ。

心理学的な分析に基づいた理由としては、**男性は女性に比べてストレスを抱え込みやすく、そのはけ口として犯罪に走ってしまう**と考えられている。

なるほど、ストレスは脳の働きに作用し、急激な感情や欲求を高めてしまうため、犯罪へのトリガー（引き金）となりやすいのかもしれない。

他方、生物学的には、テストステロンというホルモンが犯罪へと駆り立てているという意見もある。

テストステロンは主に精巣（睾丸）でつくられる男性ホルモンの代表格。陰茎（いんけい）や陰嚢（いんのう）を発達させたり、がっしりした骨格や筋肉をつくったり、体毛の増加をうながしたり、性欲をアップさせたりと、一般的にいわれる「男性らしさ」を高める効果がある。

そのテストステロンが過剰に分泌されると、攻撃的・戦闘的になり、犯罪に走ってしまうのではないかと考えられているのだ。

実際、**テストステロンの血中濃度の高い男性は、性的欲求が高く、攻撃性も高い**ことがわかっている。

## テストステロンは「共犯者」

しかし、テストステロンが諸悪の根源と決まったわけでない。

最近の研究によると、人の攻撃性が増すことにより、テストステロンの濃度が高まるともいわれている。

テストステロンが攻撃性を高めるのではなく、因果関係が逆の可能性があるというのだ。

また、テストステロンが攻撃性を助長するとしても、テストステロンを注射したからといって、すぐ暴力的になって犯罪に走るといった直接の関係があるとは考えにくいという学者もいる。

テストステロンは「実行犯」ではなく「共犯者」。犯罪現場のそれなりに近くにいる共犯者、というのが近年の共通認識になっているようだ。

# 満月の晩に犯罪が増える？

殺人事件発生率が約1・4倍アップ

満月になると、人間は凶暴になる――。

そんな話を聞いたことはないだろうか。

満月の夜に人間から狼（おおかみ）に変身する狼男の例を見てもわかるように、古来、満月や新月の日には精神が乱れやすくなるといわれてきた。

その言い伝えを信じたのがアメリカの精神科医A・L・リーバー氏。

彼は臨床心理学者のキャロリン・シェリン氏のチームとフロリダ州で調査を実施した。

そして、「満月の夜に人間はふだんより攻撃的で凶暴になり、殺人などの凶悪事件が増加する」という驚くべき結論を得たのである。

同州のある地方で1956〜1970年に起こった1887件の殺人事件について、どの月齢（月の満ち欠け）のときに発生したのか調べたところ、**満月の日には平均値の約1・4倍の確率で殺人事件が起こっていた。**

満月の次に殺人事件が起こる確率が高かったのは新月の日で、平均値の約1・3倍高い確率だった。

この調査が正しければ、人間は月によって心の平安を乱されていることになるのである。月と人間の心にどのような関係があるのだろうか？

## 「バイオタイド説」の真偽は

リーバー氏によると、人間の体液が月の満ち欠けの影響を受けているという。これは**バイオタイド（生物学的な潮汐（ちょうせき））説**と呼ばれる仮説である。

**新月や満月のときにバイオタイドが高まると、体の組織がむくむ。**

このとき、体内の水分のバランスが崩れ、水分が多すぎる組織が膨張・緊張し、神経が興奮する。

その結果、癇癪を起こしやすくなり、犯罪に走る人が増えるというのである。

あくまで仮説にすぎないが、人体の大部分は水分で構成されており、月が人体に何らかの影響を与えていても不思議はない。

実際、女性の生理（月経）の周期（平均28日）は、月の満ち欠けの1サイクル（約29・5日）とほぼ同じバイオリズムを刻んでいる。

人体と月の満ち欠けのシンクロ（同期すること・同時に起こること）。この不思議な関係の秘密が解明される日はやってくるのだろうか。

5章

# 「自分でも見えないところ」のナゾ

# 「もう年末!」……時間が経つのはなぜ年々速くなる?

## 一年があっという間に過ぎ去ってしまう理由

毎日、仕事や家族サービスなどさまざまなことに追われる生活を送っていると、あっという間に時間が過ぎていく。年が明けたと思ったら、すぐに桜の季節になり、暑い夏を乗り切った頃には木々の葉が色づきはじめ、寒い冬がやってきて、年が暮れてしまう。おそらく、このような時間の感覚は子どもの頃にはなかったはずだ。

**子どもは時間を長く感じる。**学校が終わると、友だちと遊んだり習い事に行ったりするが、帰宅してからもたっぷり時間がある。1日が長い。1カ月、1年となると、想像を絶する長さに感じる。

なぜ、大人と子どもでは時間の感覚が異なるのだろうか? 歳をとると、時が過ぎるのを早く感じるようになるのはどうしてか?

フランスの哲学者ポール・ジャネーと、その甥（おい）の心理学者ピエール・ジャネーによる「ジャネーの法則」では、**「時間の心理的長さは年齢に反比例する」**としている。これについては科学的な裏づけがなく信憑性に欠けるが、大人と子どもで時間の感覚が違うというのは多くの人が実感している。その要因は何かというと、複数あると考えられている。

## 子ども時代と今との大きな違い

ひとつは、**脳への刺激の減少**だ。

子ども時代は、毎日が新しい発見に満ちており、学ぶことも多く、脳は常にフル稼働している。

一方、大人は同じような生活を繰り返しているため、脳は退屈してしまう。そうした状態が長く続くと、脳が沈静化して日々の出来事が記憶として定着せず、振り返ると、あっという間に時が過ぎたように感じるというのである。

**身体の代謝**も要因のひとつ。

子ども時代には身体の代謝が激しいが、歳を重ねるにつれて代謝が落ちる。代謝が落ちると、ネジマキ時計のゼンマイのネジが緩んだようになり、それとは反対に時間が短く感じるとされる。

**身体のサイズ**が要因とする学者もいる。

人は身体の大きさを基準に空間の大きさを評価する傾向があり、大きな空間で過ごす時間は長く感じられるといわれている。つまり、大人と子どもが同じ空間にいた場合、大人よりも身体の小さな子どものほうが時間を長く感じやすいというのである。

ほかにも多数の説があるが、結局のところ複数の要因が重なって時間の感覚が違ってくると考える説も有力視されている。なんにせよ、時間を長く感じる子どもをうらやましく思う大人は多いはずだ。

# 甘いものは「別腹」？

## 「満腹後のデザート」はいったいどこに入るのか

「もうお腹いっぱい！」とレストランのディナーに満足気な女性が、矢継ぎ早に「さあ、デザートは何にしようかなー」とひと言。これを世間一般では、「甘いものは別腹」という。

どんなにたらふく食べた後でも、デザートまで食べられるのは、膨張性のある胃のなせる業である。

日本人の胃袋は、平均の容積が男性で約1・4リットル、女性で約1・2リットルとされている。

ただし、この数字をそのまま受け入れてはいけない。胃には胃粘膜ヒダという無数のヒダがあり、食べ物が胃に入ってくると、**ヒダが伸びてゴム風船のように膨張**

**するため、最大6リットルまで耐えられる**といわれているのだ。

1リットル＝およそ1キログラムと考えると、6キログラムもの食べ物が入ることになる。

実際、そこまで大量に胃に入れてしまうと生命の危険をともなうが、一般の男性で約2・4リットル、女性で約2リットル程度なら食べてしまう人もいる。

大食い自慢のフードファイターになると、胃袋が横隔膜（おうかくまく）から骨盤のあたりまで膨張し、平気で3キログラム以上を食べてしまう。

彼らも胃の容量は一般の人と変わらないが、日々のトレーニングによって胃の柔軟性を高めているのだ。

## 「食べたい！」気持ちが不可能を可能にする

「甘いものは別腹」にかかわっているのは胃だけではない。脳の働きも大きく関与している。

カギとなるのは**オレキシンという脳内ホルモン**だ。

オレキシンは摂食中枢（ちゅうすう）という食欲をコントロールする場所で分泌され、脳内のさまざまな場所へと運ばれていく。オレキシンが拡散すると、胃が活発化し、胃のなかにあった食べ物は小腸へ送り出される。たくさん食べて胃がいっぱいに膨れていたとすると、空きスペースができる。

このオレキシンが甘いものを目にした途端に分泌される。

通常、満腹になると、摂食中枢と対（つい）になる満腹中枢が働き、それ以上食べるのをやめさせるのだが、甘くて美味しいデザートを目の前にした人は、「食べたい！」という気持ちを抑えることができなくなる。それにより、脳内でオレキシンがつくられるのである。

「甘いものは別腹」はこうしたメカニズムで生み出されているのだ。

# 人体は「幽体離脱」できるようにつくられている

## 横たわっている自分を見下ろす

「幽体離脱」と聞くと、科学的見地からはかけ離れたオカルトじみた話題だと思う人も多いだろう。たしかに、そうしたイメージが強いのは否めないが、近年の研究により、脳機能のひとつらしいことが明らかになってきた。

そもそも幽体離脱とは、**心や意識が肉体から離れているとされる現象**のことで、臨死体験のひとつとして起こりやすい。瀕死の状態のとき、肉体から心や意識が抜け出して、横たわっている自分の姿を見下ろすような形になる。

古くから世界各地で幽体離脱の体験談が報告されており、その内容がどれも似通っていることも特徴のひとつだ。

そんな幽体離脱は長くオカルトとして扱われ続けてきたが、21世紀に入ってから、そのメカニズムが解明されそうな研究発表が次々になされるようになった。

## 人工的・幽体離脱実験

2002年には、人工的に幽体離脱のような状態をつくり出す実験が行なわれている。脳の頭頂葉（とうちょうよう）と後頭葉（こうとうよう）の境界に、角回（かくかい）という部位がある。言語認識や聴覚情報などに関連する領域である。ベッドに横たわった被験者の角回に電気的な刺激を与えたところ、自分を後ろから見ているような感覚を覚えたという。

これが幽体離脱だとすれば、**脳は幽体離脱するための回路を用意している**ということになる。

幽体離脱について脳科学者の池谷裕二（いけがやゆうじ）氏は、自分を客観視して、社会性を得るために必要な能力だと主張している。人間的に成長するために幽体離脱する機能を脳が持っているのではないかという。

幽体離脱が単なるオカルトとはいえない現象であるのは間違いなさそうだ。

# 「自分の声」はこんなんだったのか？

## 「録音してみてビックリ」のナゾ

自分の声をボイスレコーダーなどに録音して再生すると、「えっ？」と不思議な感覚に襲われる。それが**自分の声とは思えないほど違和感に満ちた声**なのだ。ボイスレコーダーが壊れているのかと疑っても、とくに故障している様子はない。実際、録音した他人の声は、その人の声で再生される。

なぜ、録音した自分の声は違和感アリアリになってしまうのだろうか？

### 他人の声と自分の声

その理由は、聴覚の経路がふたつあるからだ。

そもそも人が自分の声を聞くときには、他人の声を聞くときと異なり、ふたつの経路で聞いている。

ひとつは、他人の声をはじめとする外界の音声を聞くときと同じ。口から出た自分の声が空気を振動させて伝わると、耳から入って外耳道（がいじどう）を通り、内耳（ないじ）へと伝わる。

もうひとつの経路は、自分の声を聞くときだけのもの。**自分の声が頭蓋骨（ずがいこつ）を経て、直接、内耳に伝わる。**

通常、自分の声はふたつが合わさったものとして聞こえている。しかし、ボイスレコーダーで聞いた自分の声は、ひとつ目の経路、すなわち空気中を伝わって耳から入ってくる声としてしか聞こえていない。

これは**他人の耳に聞こえている自分の声と同じ**だが、自分がふだん聞いているのとは異なる。

こうした理由で、ボイスレコーダーなどで聞いた自分の声は、すこぶるヘンに聞こえるのだ。

# 電車で座っているとなぜ眠くなる？

## 「ゴトンゴトン」と「ウトウト」の関係

通勤電車は、多くの人々が乗り降りし、実に騒々しい。決して眠るのにふさわしい場所とはいえない。しかし、座席に座っていると眠くなってしまう。ゴトン、ゴトンと揺られているうちに、いつのまにか眠りに落ち、下車駅を過ぎてしまう。

こうした眠気の原因となっているのが、「**1／fゆらぎ**（エフぶんのいち）」と呼ばれるゆらぎだといわれている。

1／fの「f」は振動数を意味する「frequency」の頭文字からとったもの。1／fゆらぎを含む音は、高周波の波が少なく、低周波の波を多く含むことが多いとされる。

たとえば、クラシック音楽に1／fゆらぎが含まれていたり、日本古来の水琴窟（庭園技法の1つ。地中に瓶を埋め込んで空洞をつくり、そこに落ちる水滴の反響が琴の音色のように聞こえるようにしたもの）や鹿威し（竹筒に水が満ちると、重みで竹筒が頭を下げ、水がこぼれて軽くなった竹筒が戻るときに石をたたく音が響くようにした庭園設備）が発する音なども1／fゆらぎだといわれたりする。たしかに、それらの音色を聞いているとリラックスできる。

では、1／fゆらぎが人をリラックスさせるのは、どのようなメカニズムによるものなのだろうか？

## 人はこの「リズム」に弱い

物理学者の武者利光氏は、1／fゆらぎは**人間の生体リズムと同じだから、リラックスできる**のだと推測している。人体を構成する神経細胞（ニューロン）は電気信号を発している。その電気信号の発射間隔を調べると、1／fゆらぎのリズムと同じだというのだ。

また、**心拍のリズム、眼球の動き、脳波のα周波数のゆらぎ**なども1／fゆらぎと同じリズムであるとされ、そのため人は、外から働きかけられた1／fゆらぎによって心地よくなるともいわれている。

では、冒頭で述べた電車の揺れについてはどうなのか？　そもそも電車は左右のレールの高さがズレることによって揺れる。それが乗客に伝わると、人体は揺れに同調し、最も心地よいと感じる1／fゆらぎに身を任せることになる。その結果、眠くなってしまうというのである。

最近では扇風機やエアコンのなかに、送られる風が1／fゆらぎになるように設計されているものもある。1／fゆらぎが注目され、積極的に取り入れようとする動きが出てきているのだ。

# 脳が重くてシワの数が多いほど頭がいい？

## シワの数ならイルカのほうが多い

頭のよさは、脳のシワの数や重さに関係している——。そんな話を聞いたことがあるだろう。昔からよくいわれてきた説だ。

まず人の脳のシワの数をみると、たしかにシワが目立つ。しかし、人よりシワの多い動物がいる。たとえばイルカだ。

イルカは水中で音を出し、その反響を調べる能力を向上させたことにより、脳のシワの数が増えたといわれる。実際、イルカは賢いが、それでも人の知能には及ばない。

**人同士でシワの数を比べても大差がない**ことから、シワの数と知能は比例しないと考えられる。人の脳のシワは、胎児のときにつくられ、出生時にはすでにできあがっている。そしてその後、どんなに学習しても変化しないといわれているのだ。

次に、脳の重さはどうか。

人の平均的な脳の重さは１３５０～１５００グラム（成人男性）。これに対し、ゾウは約４４００グラム、マッコウクジラは約８０００グラムと、人の数倍の重さを誇るが、人の知能には及ばない。

人同士で比べると、日本人初のノーベル賞受賞者である湯川秀樹（ゆかわひでき）は１３９０グラムで平均的な重さであり、相対性理論で有名なアインシュタインに至っては１２３０グラムで平均より軽い。どうやら、**脳の重さが知能と比例するともいえない**ようである。

## あなたの「ニューロン」は働いているか

このように頭の良し悪しを決めるのは、脳のシワの数でも重さでもなさそうなことがわかった。では、何が影響しているのだろうか？

一説によると、**大脳皮質に存在する神経細胞が頭の良し悪しに関係しているの**ではないかといわれている。

脳は数多くの脳細胞からできている。その半分を占めているのが「ニューロン」と呼ばれる神経細胞だ。

ニューロンはシナプスというつなぎ目でいくつもつながっており、情報処理の役割を担っている。

そのニューロンの数やつながり具合によって情報の伝達や処理能力が異なり、頭の良し悪しも変わってくるのではないかと考えられているのだ。

近年、脳科学は急速に進歩している。そう遠くない未来に、ニューロン説の真偽が判明するだろう。

# 人生百歳時代、実際は何歳まで生きられる？

## 生き物としての「極限寿命」

人類の寿命はここ数十年で大きく伸びており、現在では100歳を超える人もそう珍しくなくなった。

史上最長寿は、ギネスブックでも世界一と認定されているフランス人女性のジャンヌ・ルイーズ・カルマンさんで、1997年に死去した時点で122歳だった。日本人では2022年に亡くなった田中カ子（かね）さんが119歳で国内の歴代最高齢者とされている。

専門家の間では、人類の寿命に限界はないとする見方があるが、寿命には限界があるとする主張が一般的だ。では、何歳が限界かというと、**120〜130歳を極限寿命とする見解が定説**となっている。

では、そもそも人体はどのような理由で老化するのだろうか？　そのしくみについては、個々の細胞に老化が起こり、それが個体全体としての老化につながるとする「**体細胞老化説**」、遺伝子に老化のプログラムが組み込まれているとする「**老化プログラム説**」、過剰に反応する分子や原子が発生し、細胞死や異常細胞の出現によって老化が起こるとする「**フリーラジカル老化説**」などの説があげられる。そのなかでとくに注目されているのが「**テロメア説**」だ。

## 命は「定期券」でなく「回数券」

テロメアとはＤＮＡの末端にある構造物のこと。細胞分裂の際に複製されるが、分裂するごとに少しずつ短くなっていき、ついには細胞分裂できなくなるほど短くなって死滅する。

こうした性質から、テロメアは細胞の分裂回数を数える「カウンター」の役目を果たしていると考えられている。決められた数の回数券を一枚ずつ切っていくようなものなので、「**命の回数券**」と呼ばれることもある。

細胞分裂が停止する現象は「ヘイフリック限界」と呼ばれており、生物ごとに決められている。

たとえば、長寿として知られるカメは108回と多い。120~130歳を極限寿命とする説も、こうしたしくみから提唱された。

ただし、テロメアが寿命に深くかかわっているとしても、老化に影響を与えているのはテロメアだけではない。

神経や心筋(しんきん)などの細胞は分裂してもテロメアの長さは変わらないとされているし、脳の神経細胞が徐々に死滅するアルツハイマー病は、テロメアで説明することができない。

テロメアのほかにも寿命に影響を与えている要因があるはずなのである。

老化のメカニズムはまだ完全には解明されていない。それが明らかになったとき、人類の寿命の限界も見えてくるだろう。

# 「胃潰瘍ですね」と言われたら

## 胃のなかは「塩酸」の海！

人体には思いも寄らない物質が存在していることがある。たとえば、化学の実験などで使われる塩酸だ。

塩酸といえば、金属をも溶かす強い酸性の液体。肌に触れれば、組織が溶けてヤケドしてしまう。そんな塩酸が人体のどこにあるのかというと、胃のなかである。**胃からは胃酸が分泌され、食べ物を消化している。その胃酸の主成分が塩酸**なのだ。すなわち、胃のなかは塩酸の海になっているともいえるだろう。

しかし、ここでひとつ疑問が浮かぶ。なぜ、胃は塩酸という強力な酸によって溶けてしまわないのだろうか？

溶液の酸性・アルカリ性の程度を示す水素イオン指数をみると、胃のなかは常に

Ph（ペーハー）1〜2程度の強酸性になっている。胃はタンパク質でできているから、胃壁に穴があいても不思議はないが、胃が自分自身を溶かしてしまうことはない。

## 胃は胃酸で溶けてしまうのか

なぜ、胃は胃酸によって溶かされないのか？　その理由は、**胃腺から分泌される多量の粘液が胃壁を守っているから**である。

たしかに、胃酸がトラブルの原因になることもある。胃酸が直接、胃の粘膜に接触すると、粘膜が炎症を起こし、ひどいときには胃潰瘍（いかいよう）を患（わずら）ってしまう。こうしたケースはストレスが引き金になることが多い。しかし、胃潰瘍になったとしても、胃が溶けきるようなことはない。胃壁から重炭酸ナトリウム（重曹（じゅうそう））が分泌されており、酸を中和してもうひとつのガードになっているからだ。

胃が胃酸に溶かされてしまったら本末転倒。そんなことにならないように、人体はよく考えてつくられているのである。

# 「熱っ!」「痛っ!」でなんで大げさに飛び跳ねるのか

## あなたの「センサー」は？

私たちが「痛い」とか「熱い」とか「冷たい」などと感じるのは、脳がそう認識するからである。

すなわち、手や足の皮膚など**全身にあるセンサーが痛み、熱さ、冷たさといった刺激を受けると、電気信号に変換されて脳に送られる**。それが脊髄(せきずい)を経て脳に伝わると、神経細胞が認識し、さまざまな感覚が得られるのだ。つまり、情報を受け流すリレー方式で感覚を伝えているといえるだろう。

このように説明されると、経路が複雑で、情報の伝達に時間がかかるように思えるかもしれない。しかし、その速度はすさまじく速い。実際、肌に針を刺せば、刺した瞬間に痛みを感じるだろう。

## そのスピードは時速288キロ！

では、神経細胞の情報伝達速度はどれくらいかというと、**時速288キロメートル**にもなるといわれている。東海道新幹線の最高速度が時速285キロメートルだから、いかに速いかわかるだろう。

時速288キロメートルを秒速にすると、秒速80メートルにもなる。つまり1秒間に80メートル進む速さ。ほとんどの人は身長が2メートルに満たないから、刺激を受けた瞬間、脳に届くことになる。

ただし、神経細胞の情報伝達速度は、年齢を重ねると少し落ちる。一説には15％遅くなるといわれている。しかし、それでも時速約245キロメートルだから、十分に速い。

よく「歳をとると反応が鈍くなる」などといわれるが、人間の情報処理能力は、高齢者であってもかなりのスピードを保っているのである。

# 「もっと覚えられたらなあ」とボヤく前に

## あなたの脳の容量は何ギガ分？

コンピュータシステムにおける記憶装置の一種であるハードディスク（HD）。その大容量化が年々進んでいる。2007年には最大1テラバイト（TB）だったが、10年後の2017年には10～12テラバイトが一般流通するようになり、2022年時点では20テラバイトに到達した。

1テラバイト=約1000ギガバイト（GB）だから、たとえば1枚4メガバイト（MB）の写真を保存する場合、25万枚、毎日10枚ずつ保存しても68年分保存できることになる。20テラバイトはその20倍、ものすごい記憶力だ。

では、人の記憶はどのくらいの容量があるのだろうか？　これについては諸説唱えられている。

一生に経験するすべてのことを記憶すると仮定した世界初のコンピュータの発明者フォン・ノイマン氏によると、**人生のすべてを記憶しようとした場合、500ギガバイトのハードディスク搭載のパソコン2000万台分に相当する**という。

ただし、脳は不要な記憶は忘れていくため、実際の容量はもっと少なくなる。それを加味すると、120万ギガバイト。500ギガバイトのハードディスク搭載のパソコンならば、およそ2400台分となる。大型図書館の所蔵本をすべて収録したとしても、まだ十分に余裕があるくらいの情報量だ。

## 書棚2000万個分！

一方、アメリカ・ソーク研究所のこんな研究もある。

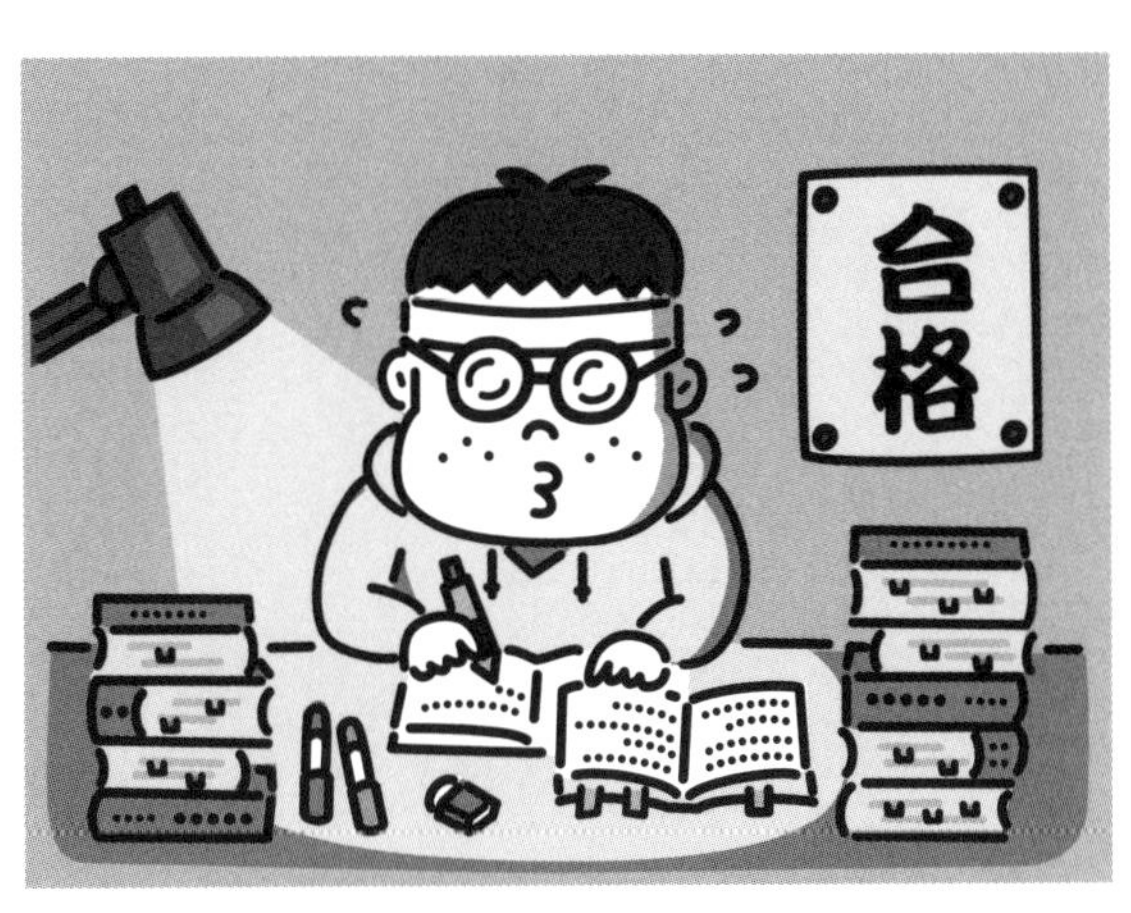


テリー・セチノウスキー教授らの研究チームは、人の脳の記憶の容量をさらに大きく想定した。

その数値は1ペタバイト（PB）！

すなわちそれまでの定説の10倍にも及ぶというのである。

1ペタバイト＝約1000テラバイト＝100万ギガバイト。

想像を絶する容量だが、これは書類を詰め込んだ4段の書棚2000万個に相当するとされる。

もはや底なしの容量。人間の脳の記憶力は尋常ではないのである。

# 誰もに仕掛けられている「死のプログラム」

## 細胞も自殺する

人体は、60兆個といわれる細胞によって形成されている。それらの**細胞は新陳代謝によって誕生と死を繰り返して**おり、その寿命は最長が骨細胞(こつさいぼう)の約10年、最短は腸内の上皮細胞の1日とされている。

そうした細胞の死は大きく2つに分けられる。ひとつは、細胞が傷ついて死んでいくネクローシス（壊死(えし)）。もうひとつは、細胞自身が持つ「死のプログラム」を活性化させて死に至るアポトーシスである。

アポトーシスは、いわば細胞の自殺装置。たとえば皮膚細胞は、新陳代謝によって新しい細胞と入れ替わるとき、古い細胞が死ぬようにプログラムされている。アポトーシスがあるからこそ、人体における細胞数が増えすぎたり、減りすぎたりすることがない。

つまり細胞たちは、その体の主が健康に生き続けられるように自殺しているのである。

## 生きていくうえで、なくてはならないメカニズム

アポトーシスは、がんの予防などにも欠かせない。通常、外から入ってくる病原菌は免疫系細胞が排除し、重篤化するのを防いでいるが、体の内側から病気が発症することもある。たとえば細胞分裂をコントロールする遺伝子が激しい損傷を受け、がん化したようなケースである。

これを免疫系細胞が処理しようとすると、免疫系細胞はがん化した細胞の情報を覚え、その後、よく似ているがん化する前の正常な細胞までをも攻撃してしまう。この自己免疫疾患という病気を防ぐのがアポトーシスだ。

**アポトーシスは「自殺のプログラム」を発動させて、不要な細胞や傷ついた遺伝子を自滅させる。それにより、免疫系細胞による誤認を避けるのである。**

自殺というと悪いイメージが先行するが、アポトーシスによる自殺は人体にとってなくてはならない自殺といえる。このプログラムのおかげで、人は体を維持できているのだから。

# 6章

# 「なんでそうなるの」のナゾ

# おじさんはクサい、では、おばさんは？

「資生堂」の大発見

おじさん＝クサい、というイメージはないだろうか？　実際、ポマードのようなにおいを放っているおじさんは少なくない。一般に「加齢臭（かれいしゅう）」といわれる独特の体臭のことである。

加齢臭を気にするあまり、香水を多用して周囲に迷惑がられていたり、逆にまったく気にしないために、においに敏感な人から嫌がられていたりする男性もいるだろう。

加齢臭は40代を過ぎた頃から発生するケースが多いといわれている。早い人は20代でもにおいはじめるが、30代くらいまではそれほど強烈ではない。40代以降に少

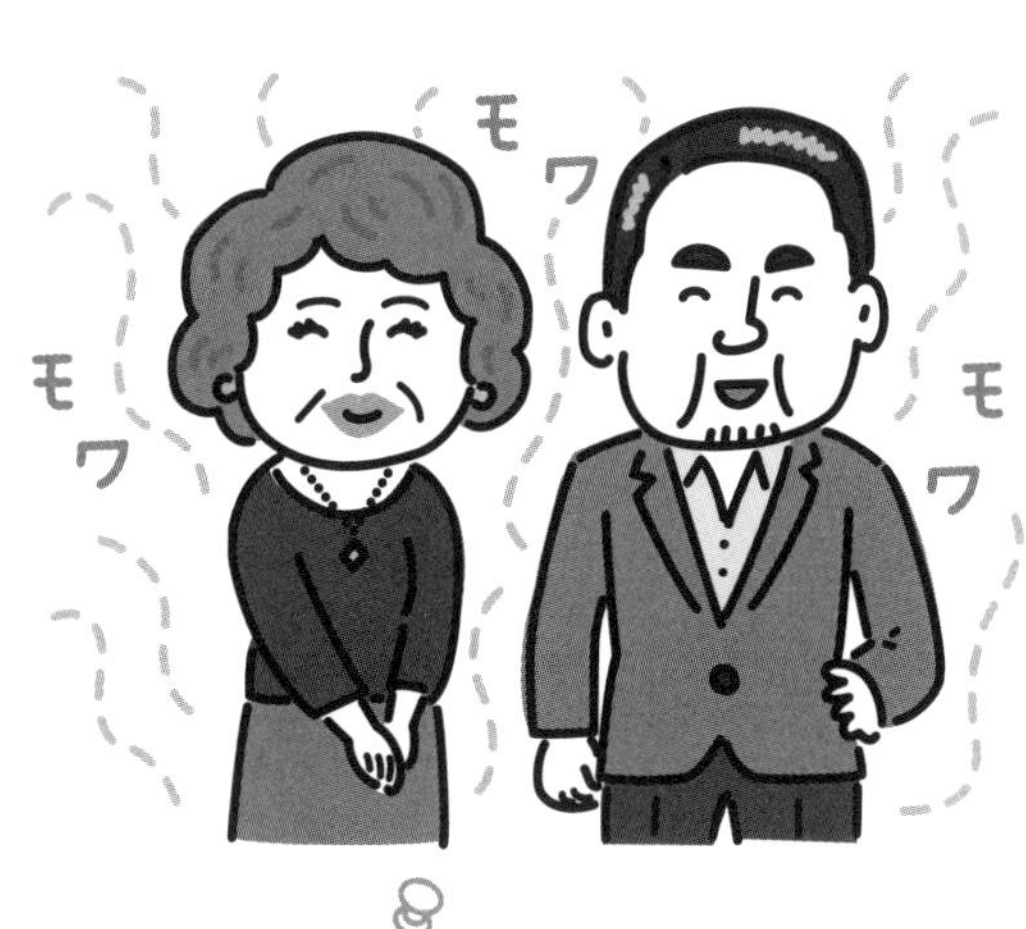


しずつ強くなり、50代で本格化、60代でピークを迎えるとされる。

さて、加齢臭の正体はなんなのか？ それは**ノネナール**という物質である。1990年代末、化粧品メーカーの資生堂が世界で初めて発見し、話題になった。

## 「ツーン」とくるのは何のサイン？

ノネナールは、皮脂腺から分泌される皮脂に含まれる**脂肪酸の一種であるパルミトオレイン酸が、酸化したり分解されたりすることで発生する。**

人が歳をとると、皮脂のなかにパルミトオレイン酸が含まれるようになる。パルミトオレイン酸自体はとくに問題ないが、免疫力が低下して、皮膚のバクテリアが皮脂を分解すると、パルミトオレイン酸からノネナールが生成される。その結果、加齢臭が発生するのである。

つまり、**免疫力を強化すれば、「おじさん、クサいよ」なんていわれることもなくなるはず**だ。

ところで、加齢臭は男性だけでなく、女性からも発生する。女性の場合、加齢にともない、女性ホルモンが減ることにより、パルミトオレイン酸の酸化が起こりやすくなってにおいが生じるといわれている。

ただし、女性はおじさんよりもにおいに敏感な傾向があり、ケアにも気を遣うため、それほど目立たないのである。

# 緊張するとトイレに行きたくなるのはどうして？

## 自律神経が乱れると頻尿になる

入学試験や就職面接など、人生の岐路となるような重要な局面では、緊張するのが当然だ。緊張すると、トイレに行きたくなる。

席を立っておしっこをすませた5分後、また尿意をもよおし、再びトイレへ。すっきりしたと思ったら、5分後、またまたもよおしてきて……。緊張と尿意には、どんな関係があるというのだろうか？

尿意は、交感神経と副交感神経からなる自律神経によってコントロールされている。交感神経が働いているときには、膀胱がいっぱいになると尿意を感じ、副交感神経が働くと、今度は膀胱の排尿筋が強く収縮して尿道の緊張が緩む。そして排尿の準備が整うと、脳の指令を受けて尿道括約筋が緩み、おしっこが出る。

これが正常な排尿のしくみだが、**緊張して自律神経のバランスが崩れると、膀胱がいっぱいになる前に尿意を感じる。**その結果、トイレが近くなるのである。

## 利尿作用を促進するホルモン

このように緊張したときの頻尿(ひんにょう)には、排尿に関係した神経系が影響していることがわかった。しかし、それだけではない。心因性の原因もあるのだ。

緊張すると、脳の下垂体が刺激され、**バソプレシン**というホルモンの分泌が抑制される。バソプレシンは「抗利尿ホルモン（ADH）」とも呼ばれ、尿量を調節する作用を持っているため、**分泌が抑制されると利尿作用が促進される。**その結果、膀胱が通常より早くいっぱいになり、おしっこの頻度が高まるのだ。

あまりに頻繁にトイレに立っていると、まわりの人に怪(あや)しまれ、恥ずかしい思いをするかもしれない。しかし、トイレをガマンしていると、膀胱炎や腎盂(じんう)炎などのリスクを高めることになるから、他人の目を気にせずトイレに行ったほうがよい。

# なぜ、女性はこんなに長生きなのか？

## 男女の「6歳差」はどこにある

日本は世界屈指(くっし)の長寿国として知られている。厚生労働省の調査（2020年）によると、**男性の平均寿命は81・64歳で世界2位、女性に至っては87・74歳で世界一**を誇る。平均寿命は世界的に延びる傾向にあるが、日本の長寿大国ぶりは統計開始以来、延びる一方だ。

もうひとつ変わらないのは**男性よりも女性のほうが長生き**という点で、約6歳の差がある。この傾向も世界的に同じである。さて、この男女の寿命差は何が原因で生じているのだろうか？

いくつか提唱されているなかで、ポピュラーな説のひとつは**男女の基礎代謝の違**

いに原因があるというものだ。

**基礎代謝とは、人間が生きていくうえで最低限必要なエネルギーのこと。**これが低いと、行動したときに消費するエネルギーが少なくてすむため、体に負担がかからない。日本人の場合、男性が1日あたり約1400キロカロリーのエネルギーを消費するのに対し、女性は約1150キロカロリーしか消費しない。つまり、**男性よりも女性のほうが基礎代謝が低いため、体の負担が軽減でき、結果的に長寿になる**というわけである。

健康状態に敏感だからという説も興味深い。統計によると、男性よりも女性のほうが医療機関を受診する頻度が高く、食事の際に栄養バランスに気を遣ったり、アルコールを控えたりする傾向があるという。そうした女性の習慣が寿命の延びにつながっているのではないかというのである。

そしてもうひとつ、有力視されているのが**男女のホルモン分泌の違い**に起因するという説である。

## 長寿の源(?)エストロゲン

女性の場合、若いときや成熟したときに**エストロゲン**という女性ホルモンが大量に分泌される。**エストロゲンには血圧を下げたり、悪玉コレステロールの血中濃度を下げたりする働きがあり、動脈硬化などを抑制**してくれる。

男性の場合、エストロゲンはあまり分泌されず、テストステロンという男性ホルモンが多く分泌される。テストステロンは男性らしい体や心を育(はぐく)んだり、やる気や自信をもたらすが、20代をピークに分泌量が減少。それにストレスが加わると、不眠やうつなどにつながるほか、動脈硬化や心筋梗塞(しんきんこうそく)などをもたらす恐れがある。

こうしたホルモンの違いが寿命の差となって表われるというのだ。

いずれも説得力のある仮説だが、現段階ではまだ真相解明には至っていない。男女の寿命差がこれからどうなるのか、その原因とともに気になるところだ。

# 足のクサさは何とかなるものか

## じわりじわりと分泌されている「においの元」

身体のなかでクサくなりがちなのが足である。1日の仕事を終えて自宅にたどり着き、玄関で靴を脱ぎ捨てた瞬間、あまりのにおいに衝撃を受け、気絶しかけたという人もいる。

自分の体臭とはいえ、熟成された足のにおいはなかなかキツい。とくにブーツを履(は)いていた日や、終日立ち仕事をしていた日のにおいは格別だ。

手はどんなに汚れていたとしても、足ほどにおわない。なぜ、足はほかの部位よりクサくなるのだろうか？　その理由は、汗をかきやすいせいだといわれている。

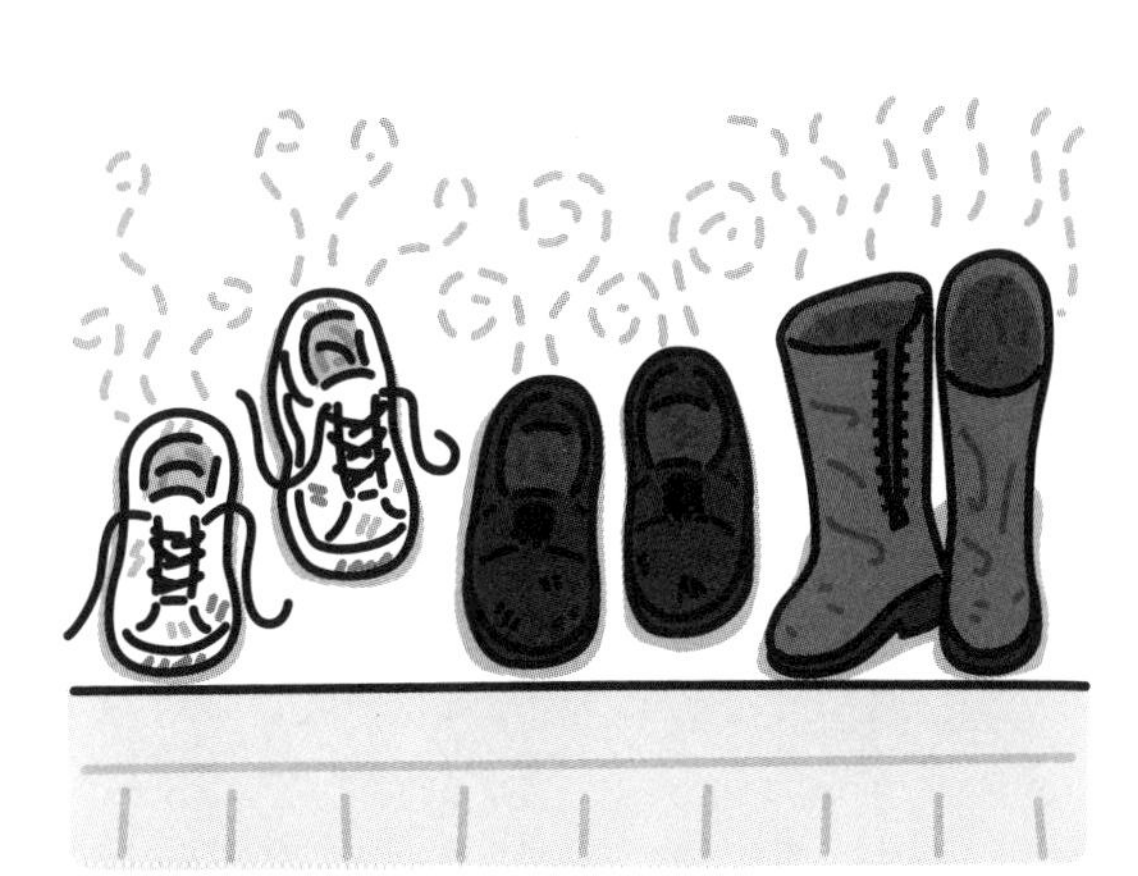

一般に、**体臭は汗や皮脂、皮膚につく雑菌などが原因で生じ、汗はアポクリン腺やエクリン腺から分泌される。**
アポクリン腺は汗の成分だけでなく、脂肪やタンパク質を多く含んでいるため、雑菌が繁殖しやすく、酸っぱいにおいの原因になる。そのアポクリン腺は足の裏にはないのだが、エクリン腺は存在している。
しかも、**1平方センチメートルあたり1000個以上**も！

## 足の裏に大量の……

エクリン腺から分泌された汗は、アポク

リン腺から出た汗とは異なり、当初はにおわない。しかし、足の裏のエクリン腺は数があまりに多いため、**1日に200ミリリットルもの汗をかく**といわれている。

それだけ汗をかくと、靴のなかは**常に温度が30℃以上、湿度は90%という高温多湿な環境になり、雑菌がどんどん繁殖してしまう。**

雑菌のなかでとくに厄介なのが、黄色ブドウ球菌やコリネバクテリウム。それらが汗に含まれている脂肪酸を分解すると、**イソ吉草酸**などができる。イソ吉草酸は納豆にも含まれている成分。それが不快なにおいの元になるのである。

足をクサくしたくないなら、日頃から対策を怠らないこと。靴下を頻繁に替えたり、靴のなかの風通しをよくしたりして、足を清潔に保ちたい。雑菌が繁殖しにくい環境ができれば、においもそれほど気にならなくなるはずだ。

# 人は「毛むくじゃら」を見ると平静ではいられない？

## 「ムダ毛」に厳しい現代人たちへ

最近、日本では「無毛」を好む人が増えている。老若男女を問わず、ムダ毛の脱毛がブームになっているのだ。

しかし歴史を遡る（さかのぼる）と、人間も多くの哺乳類（ほにゅうるい）と同じように全身が毛で覆われていた。なぜ、進化の過程で体毛を失ってしまったのだろうか？

毛の組織はやわらかく、毛がついたままの化石が発見されないため、体毛が薄くなった理由についてははっきりわからない。それでも一般的には、**体温の上昇が原因**ではないかと考えられている。

人は樹上から草原に降りて生活するようになり、四足歩行から二足歩行に進化した。それによって運動量が増え、体温が上昇しやすくなったが、体が厚い毛で覆われていたため、熱を放出するのが難しかった。そこで**体温を調節しやすくするため、体毛を薄くした**のではないかというのである。

もともと**人は多くの汗腺を持っていて、そこから汗を発散することができる。**体毛に覆われていてはあまり意味がないが、**体毛が薄ければ汗をかいて体温調節ができる**わけだ。

## 人はこうして「毛皮」を脱いだ

その一方で、目立つために体毛を薄くしたという説もある。イギリスの動物学者デズモンド・モリスによると、**人は裸になることで自分の存在をアピールし、周りに警戒心を抱かせようとした**というのである。

ほかの動物たちが全身を体毛で覆われているなかで、人だけ無毛で肌をさらけ出していれば、とにかく目立つ。その状態で汗をかくと、太陽光を反射して身体が光り、遠くからでもはっきり認識できる。動物でいう**警戒色**だ。

警戒色とは、**有毒の生物に見られる毒々しくて派手な色彩**のこと。警戒色は、補食者に毒を持っていることを見せつけ、警戒させる。人も裸になることにより、自分の存在をアピールし、周りに警戒心を抱かせようとしたのではないかというわけだ。

このように、人が毛皮を脱いで裸になった理由としてはじつにさまざまな考えがある。しかし、どれだけ仮説が出ていようが、いまだ人が裸になった理由は明らかになっていない。

なぜ、その名が

# 「のどちんこ」は、なんのためにぶら下がっているのか？

口を大きく開けたとき、のどの奥でぶらぶらしている姿をのぞかせる「のどちんこ」。名前の由来ははっきりしないが、やはり**びろーんとぶら下がった形が男性のアソコに似ている**ことから、そう呼ばれるようになったと考えられている。

正式には「**口蓋垂**（こうがいすい）」というが、口蓋垂といっても一般に理解されることは稀（まれ）だろう。少々品のない響きでも、「のどちんこ」が最もしっくりくる呼び名だ。

さて、その「のどちんこ」に、どんな役割があるのだろうか？　〝名ばかり〟で無用の部位に違いないと思っている人がいるかもしれないが、実は、人体においてとても重要ないくつかの役割を担っている。

のどは空気が通る気管と、食べ物が通る食道に分かれている。気管は肺に通じており、食道は胃に通じている。この2つのルートを間違えてしまうと大変なことになる。吸った空気が肺に入らず、胃に入っていったのでは、窒息（ちっそく）する恐れがあるし、食べたり飲んだりしたものが肺に入ったのでは、肺が炎症を起こして肺炎になってしまうかもしれない。

そこで「のどちんこ」は、空気と食べ物の振り分けをしている。つまり、**空気は気管へ、食べ物は食道へ進むようにコントロールしている**のだ。

具体的には、食べ物を咀嚼（そしゃく）しているとき、**筋肉を収縮させて気管に入らないようにしている**。いわば「蓋（ふた）」の役目だ。もしも「のどちんこ」がなかったら、呼吸をしながら食べることが困難になる。

## 賞賛されるべき「のどちんこ」の仕事ぶり

「のどちんこ」の役割は、それだけにとどまらない。たとえば、**食べ物を固形物と**

**液体に分ける**のも、「のどちんこ」の仕事だ。**食べ物がのどを通過する際、味の余韻を感じられる**のも、「のどちんこ」があるおかげだといわれている。**急いで食べて大きなものを飲み込んでしまったときにも「のどちんこ」が働き、むせて押し戻**すようになっている。

さらに、発音にも関与している。**「のどちんこ」は鼻から息を出すルートを開閉させ、カ行やパ行などの発音を助けている**のだ。音に関していえば、笛やトランペットなどの楽器を吹けるのも、「のどちんこ」の存在あってこそである。

このように、さまざまな役割を担っている「のどちんこ」。名前の響きは品がなくても、人体になくてはならない。もっと賞賛されるべき存在なのである。

# 「金縛り」にはれっきとした病名がある

## 私の上に誰かが……

夜、怖い夢などを見て、ふと目覚めたとき、体が何者かに押さえつけられたように動かない。目を開けると、布団(ふとん)の上に見知らぬお婆(ばあ)さんが座っていた……。いわゆる**金縛り(かなしばり)**である。

金縛りと聞くと、オカルトじみた印象を受けるかもしれない。たしかに、そうした心霊現象もあるかもしれないが、科学的に分析するとオカルトとは関係ない。

金縛りは、睡眠のメカニズムによって解き明かすことができる。すなわち、**人間の睡眠のパターンが乱されることによって金縛りは引き起こされる**と考えられているのだ。

## そのときいったい何が起きているのか

金縛りは正式には**「睡眠麻痺（まひ）」と呼ばれる睡眠障害のひとつ**で、3～4割の人が一生に1回は経験しているといわれている。

そもそも人の睡眠には2つのパターンがあり、浅い眠り（脳が目覚めていて体が眠っている状態）のレム睡眠と、深い眠り（脳も体も眠っている状態）のノンレム睡眠を一晩の間に何度か繰り返している。脳が目覚めているレム睡眠中は、夢を見ることが多い。

この睡眠のパターンが安定していれば問題ないが、ストレスや疲労がたまっていたり、不規則な生活が続いていて睡眠時間が短かったり細切（こまぎ）れになっていたりすると、**レム睡眠に入るタイミングがズレてきて、金縛りになりやすくなる。**

そしてレム睡眠中に夢を見ると、**覚醒（かくせい）している状態に近いため、その夢を現実のように感じる**。また、レム睡眠中は筋肉を動かしたり、意識的に深呼吸したりすることができず、心拍数や呼吸が乱れる。

その結果、胸が圧迫される感覚を覚え、誰かが体に乗っているとか、胸を押さえつけられているといった幻覚（げんかく）を見がちになるというのだ。

睡眠中、金縛りになったことに気づくと、平常心を保つのが難しいかもしれない。しかし、通常は数秒から数分で治るので、目を閉じてリラックスできれば自然と解消する。幽霊の仕業（しわざ）ではないので安心してほしい。

# 7章

# 「ちょっとエッチ」なナゾ

# 男性はなんでおっぱいが好きなのか？

君も僕もあの人も

男性が興奮する女性の身体の部位といえば、うなじ、二の腕、乳房、脚、お尻などがあげられる。そのなかでも、男性の大半が女性の乳房が好きなのは間違いない。なぜ、男性はそんなにも女性の乳房に惹(ひ)きつけられるのだろうか？

そもそも女性の乳房は、赤ちゃんに授乳をするためのもの。その9割は脂肪で、母乳を生み出す乳腺組織が残りの1割を占めている。大きさや形がどうであれ、母乳の出の良し悪しに関係はない。

注目すべきは、家畜を除けば、乳房が膨らんでいる動物は人以外にいないこと。サルやイヌなどは妊娠・出産を機に、子どもにくわえさせやすいよう乳首が突出するが、常に乳房が膨らみっぱなしというのは人だけである。

なぜ、人の乳房だけが大きくなったのかというと、**男性を惹きつけるため**だと考えられている。イギリスの動物行動学者デズモンド・モリス博士は、その説を次のように解説する。

## それは「二足歩行」から始まった!?

人類の祖先は進化の過程で二足歩行をするようになったが、それにともない、メスの性のシンボルとみなされていたお尻や性器が見えにくくなってしまった。それまで彼女たちは、発情期になると、尻を大きく膨らませてオスにサインを送っていたのである。

困ったメスたちは、何か別の手段を見つけなければならなくなり、胸にたどり着く。そうして乳房を発達させ、オスを惹きつけるようになったというのだ。

つまり、**乳房はお尻の代わり**ということになる。このモリス博士の主張には反論もあるが、もし正しければ、男性が女性の乳房に魅力を感じるのも当然といえる。

# 胸は揉まれると大きくなる?

人に聞けないウソ・ホント

女性の乳房は揉まれているうちに大きくなる――。そんな噂を一度は耳にしたことがあるだろう。

この噂については「夫に毎晩激しく揉まれていたら、本当に大きくなった」「貧乳がコンプレックスだったので、自分で揉んでいたらサイズアップした」などという声がある。

その一方、「まったく変化がない」「揉まれすぎて痛くなっただけ」といった反論もあり、医学的な検証もされていないため、真偽のほどはわからない。

それでも根強くささやかれ続けているのは、大きくなったという女性がそれなりにいるからと考えられる。実際、揉まれることで乳房が大きくなる理由を解説するホームページなども多く存在する。

「大きくなる」理由としてよく言及されているのは、女性ホルモンの影響だ。好きな男性とのセックスで乳房を揉んでもらうと、気持ちよさとともに幸福感に包まれる。その幸福感により、脳でエストロゲンなどの女性ホルモンが分泌される。エストロゲンには女性らしい丸みのある体形をつくったり、肌を美しくしたりする働きのほか、**乳腺組織を発達させる働き**もある。

そこから、乳房を大きくする効果につながるといわれているのである。

## 揉まれるとそこで何が起きる？

また、揉まれることで**血流がよくなり**、**成長につながる**という説もある。これは揉み方にもよるが、正しい揉み方を習慣化すると、血液やリンパの流れが促進され、乳房が大きくなるのだという。

一方、反論としては、性交時に分泌される女性ホルモンはそれほど多くなく、目に見える効果はないという意見がある。

また、そもそも乳房の9割は脂肪なので、いくら揉まれても大きくなることはない、**むしろ脂肪は揉まれると燃焼するため、乳房は小さくなる**ともいわれている。胸を激しく揉むことで、胸を支えている靭帯（じんたい）が傷つき、サイズダウンや胸の垂れにつながるという説もあるので要注意だ。

昔からささやかれてきたこの噂、はたして、真相はどうなのだろうか。

# アソコの毛はどうして縮れているの？

## 毛には重大な役目がある

髪はストレートの人や天然パーマの人がいるが、**必ずといっていいほど縮れているのが陰毛や腋毛**である。ひと目見て「それ」とわかるので、友人や恋人が遊びにきたとき、部屋の片隅に落ちていると恥ずかしい思いをする。

陰毛や腋毛が縮れているのは日本人だけではない。どんな人種でも基本的には縮れているといわれている。なぜ、真っすぐにならず縮れてしまうのだろうか？

その理由としては、複数の説が唱えられている。ひとつは、**クッション性を高めるため**というものだ。陰毛は性器を、腋毛は腋の下を覆っている。性器は性交時に激しくぶつかり合うと、大きな衝撃を受ける。また、性器も腋の下も日常生活で擦れやすい。そうした摩擦を受けたときに毛が縮れていれば、クッションとなって肌が守られるというわけである。

これと似た説に、**バリア説**がある。性器は細菌やウイルスにさらされやすい。たとえば女性の膣(ちつ)に細菌やウイルスが入ってしまうと、性病などにつながる恐れがある。そのため、**陰毛を縮れさせることにより、ガードしている**というのである。

## そこにフェロモンがあるから

フェロモン説も興味深い。陰部や腋の下には、アポクリン腺という汗腺が多く分布している。とくに腋の下に多く、そこから異性を惹きつけるフェロモンを出しているといわれている。もし腋毛が真っすぐであれば、フェロモンが出てもすぐに消えてしまうだろう。その点、**腋毛が縮れていれば、においを長くこもらせて、より多くの異性を惹きつけることができる**のである。

最近は陰毛や腋毛を完全に処理してツルツルにしてしまう人が増えているが、本来の働きを考えると、ほどほどにしておいたほうがいいのかもしれない。

# 男と女の「性欲のピーク曲線」についての考察

## だからスレ違う？

男女とも性欲があるのは同じである。ただし、そのピークは同じではない。よく「彼氏が毎日求めてきてしんどい」とか「嫁の性欲が強すぎて、もう相手をしていられない」といった声を聞くが、それは性欲のピークのズレに起因していることが少なくないのだ。

まず**男性の性欲の絶頂期は、10～20代にやってくる**といわれている。男性ホルモンのテストステロンの分泌が増えると、大人の男へと体つきが変わるとともに、性欲が高まる。その結果、思春期の男性の頭のなかは、性に関することでいっぱいになるのである。

そして20代以降は、テストステロンの分泌が徐々に減っていき、それに合わせて性欲も少しずつ減退。30代、40代、50代と年齢を重ねるにつれて、性欲はどんどん下がっていく。

次に女性の性欲は、**10代後半くらいに芽生えはじめ、35歳くらいにピークを迎え、45歳くらいまで続く**といわれている。

女性の場合、女性らしさをつくるエストロゲンという女性ホルモンの分泌が20歳代後半～30歳代前半くらいでピークを迎える。さらに男性ホルモンのテストステロンの分泌も増えていき、40歳代を過ぎてからもある程度分泌され続ける。

つまり、**「男性の性欲のピーク」と「女性の性欲のピーク」は、15～20年ほどもズレている**ことになるのだ。

## 「もっともっとしたい」時期

こうした性欲のピークのズレは、男女間の大きな溝につながってしまう。たとえ

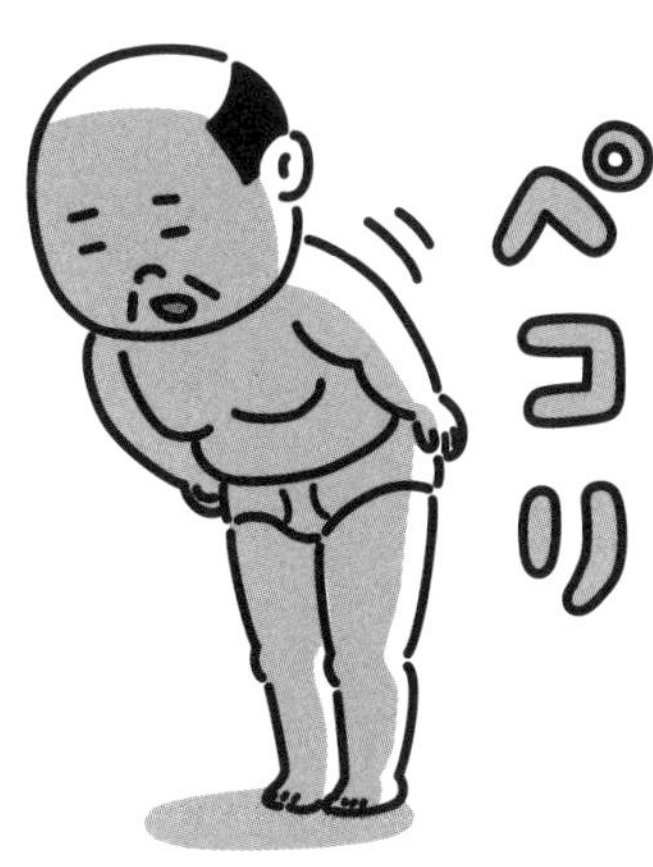


ばお互い30代、子どもがいる夫婦の場合を考えてみよう。

夫はすでに性欲が減退してきていて、毎日仕事が忙しいこともあり、セックスに消極的になっている。一方、妻のほうは性欲のピークにあり、もっともっとしたいのに、夫が乗り気でない。

このミスマッチが続くと、夫婦関係に亀裂が入ることになる。

男性と女性の性欲の差は仕方ないことかもしれない。

しかし、それを理解していないと、取り返しのつかないことになりかねないのだ。

# 男性器はなんで無防備にブラブラしているのか

## 大事なものほど「しまっておきたい」？

男性のシンボルとされる器官といえば、精巣（睾丸）が思い浮かぶ。精巣には精細管（さいかん）という細い管があり、そのなかで精子がつくられる。また、男らしいとされる筋肉質な体型、がっしりした骨格を形成するために必要なテストステロンという男性ホルモンを分泌している器官でもある。

そんな重要な器官でありながら、無防備にも身体の外にぶら下がっている。そのため、不意にモノにぶつけたりすると、痛さのあまり、跳びはねることになる。スポーツしているとき、ボールが当たって悶絶（もんぜつ）した経験のある人も少なくないだろう。

急所でもある精巣は、胃や心臓などの臓器と同じように、体内におさめて保護したほうがいいのではないかと思えるが、そうしたつくりにはなっていない。なぜ、外に飛び出ているのだろうか？

## それは、あえて体外にある

**精巣が体外に位置しているのは、温度を低く保つ必要があるから**だ。

精子は熱に弱く、精子の生産に最適な温度は35℃とされている。人の平均体温は36・5℃くらいなので、体内におさめられていると温度が高すぎてしまい、精子の生産に支障をきたす。そのため、あえて外に出しているのである。

そして最適な環境を保つための工夫が、精巣を包む陰囊にみられる。**陰囊がシワシワになっているのは、暑いときは伸びて熱を逃がし、寒いときは縮んで放熱を小さくするため**である。つまり、温度調節の役目を担っているのである。

また、陰囊に汗腺がたくさんあるのは、汗をたくさん出すことで温度調節を行なうためだし、皮下脂肪がないのは、熱が逃げやすくするためだ。精巣にとって熱は大敵。だからこそ、通気性をよくしようとしているのである。

# 何もしていないのになぜ男性器は「朝立ち」するのか

性的な勃起と生理的な勃起

朝起きると、なぜかアソコが勃起しているという男性は多いだろう。歳をとると少なくなる傾向はあるが、若いうちは勃起していることが多い。エッチな夢を見た後ならば不思議はないが、とくに夢を見ていなくても勃っていることがある。

なぜ、どんなしくみで朝立ちは起こるのだろうか？

そもそも男性器が勃起するケースは2パターンある。**性的興奮を受けた場合と、生理的に起こる場合**だ。

前者では、性的興奮により大脳から指令が下り、陰茎のなかにある海綿体に血液が充満して陰茎が拡大・硬直する。後者では、陰茎付近がこすられるなど刺激を受けたり、尿がたまったりすることで陰茎が拡大・硬直する。

このうち朝立ちが該当するのは後者のパターン。かつては、寝ている間に尿がたまり、それが勃起中枢を刺激して勃起すると考えられていたが、最近では睡眠サイクルに関係があるといわれるようになった。

## ただいまメンテナンス中？

睡眠は、浅い眠りのレム睡眠時には身体は休んでいても脳は覚醒状態にあり、自律神経が活発に働いている。その働きにより海綿体内にも血液が送り込まれて陰茎を拡大・硬直させる。つまり、男性は**90分に一度の割合で勃起状態になっている**のだ。

人の筋肉は長期間使わないでいると、萎縮して柔軟性を失ってしまう。男性器も同じで、長く勃起しないでいると筋肉が衰え、いざというときに役に立たなくなる。そうした事態にならないように、睡眠中、自動的に何度も勃起していると考えられている。朝立ちは、いわば**男性器のメンテナンス**のようなものなのである。

# つい、「美男美女」に目を奪われてしまうのですが……

## 「人は『ルックス』より『内面』」はきれいごと？

恋人や結婚相手に求める条件は何が重要か——。この問いに対して「性格」と答える人は多いだろうが、「ルックス」と言う人も決して少なくはないだろう。「見かけより内面が大事」と考えてはいても、見かけを度外視できる人はそう多くない。それが人間としての本音とされているのである。

生物学的な解釈によると、あらゆる生物の形や行動は、遺伝子が自らの複製を残すためにつくりあげた戦略の結果である。そして現在生きている生物は、自分自身が存続することではなく、遺伝子を未来につなげることを存在意義としている。

自分の遺伝子を未来につなげるためには、子孫を残さなければならない。その際、外見の美しい異性とつながれば、生まれた子どもも美しくなると想像する。美しい人間は異性を惹きつけやすく、**繁殖に有利**。つまり、遺伝子が長く受け継がれていく、というわけである。

## 脳の「視覚的能力」が発達している証拠

ただし、こうした見かけ重視の傾向は女性より男性に多くみられるといわれている。たしかに街ゆくカップルを観察していると、「美女と野獣」型のカップルはいても、その逆はあまり見ない。

脳科学者の中野信子（なかののぶこ）氏によると、これは脳の働きの違いによるものだという。**女性は前頭葉にある機能に従い、振る舞いや雰囲気などで異性を判断するのに対し、男性は視覚で異性を判断している**というのである。

では、なぜ男性は視覚で異性を選ぶのだろうか？　これについては原始時代からの本能を受け継いでいるからという説がある。

原始時代の男性は、狩りに出たときに遠くに見える獲物を見定める能力を問われた。広大な草原で遠くにいる獲物が丸々太ったマンモスか、痩せた小さなシカなのか、それを見定め、より上質なほうを狙うのが「デキる男」とみなされた。

それゆえ、男性は脳の視覚的能力を発達させてきたと考えられている。その当時の名残が現代に引き継がれているのではないかというのである。

この見解が正しいのかどうかは不明だが、たしかなのは、いくら見かけ重視で相手を選んでも、性格が悪くては続かないということ。結局のところ、外見だけでなく、内面を見極める力も必要なのである。

# 8章

# 「人によって違いすぎる」ナゾ

# お酒は飲み続ければ強くなる?

## アルコールへの感受性について

アルコールは強い人は強いが、弱い人は弱い。飲み会で「飲んでいれば、そのうち強くなるよ」などと言われ、飲んではみたものの、まったく強くならなかったというのはよく聞く話だ。

そもそも人がお酒を飲んで酔うのは、アセトアルデヒドという有毒物質の影響による。アルコールを摂取すると、体内にあるＡＬＤＨ（アセトアルデヒド脱水素酵素）の働きでアセトアルデヒドに分解された後、酢酸となって血液とともに全身をめぐる。そして最終的に二酸化炭素と水になり、体外に排出される。

このアセトアルデヒドは体内に多量にたまると、呼吸困難などを引き起こすため、

**ＡＬＤＨによって早く分解できないと、体質的に「お酒に弱い」ということになってしまうのだ。**

## 両親からひとつずつ受け継がれたもの

ＡＬＤＨはいくつかのタイプに分かれている。そのなかでアルコールへの耐性にかかわるとされるのが、ＡＬＤＨ２（アセトアルデヒド脱水素酵素２型）だ。

ＡＬＤＨ２にも活性型と低活性・不活性型のタイプがあり、そのどちらかが両親からひとつずつ受け継がれる。このとき**活性型が遺伝するとお酒に強く、低活性・不活性型が遺伝するとお酒に弱くなる。**

つまりお酒に弱い人は、ＡＬＤＨ２の活性が低い、あるいは欠けているため、アルコールをうまく分解できないのである。

遺伝性のものならば、仕方がないと納得もできる。しかしながら、「飲んでいれば、そのうち強くなる」といわれるのはどうなのだろうか？

たしかに、飲み続けているうちに脳のアルコールに対する感受性が鈍くなるなどして、強くなったような気になることはある。

しかし、それはもともと多少なりとも飲める人の話であり、**まったく飲めない人はいくら飲んでも飲めるようにならない**。

むしろ、無理して飲んで急性アルコール中毒などになったときが大変だ。

お酒に強くなりたいからといって、「訓練」してはいけない。弱いなら弱いなりのお酒とのつき合い方を知ることが重要だ。

# おでこからハゲる人、てっぺんからハゲる人

## 欧米人はM字型、日本人はO字型

男性がハゲるパターンは人それぞれ異なるが、大きくふたつに分けることができる。**額（ひたい）の生え際（ぎわ）から薄毛が進行していく「M字型タイプ」**と、**頭頂部やつむじから薄毛が進行していく「O字型タイプ」**だ。M字型とO字型はどちらも男性型脱毛症に分類される。男性型脱毛症は成人男性特有の進行性脱毛症で、主な原因は男性ホルモンや遺伝のほか、生活習慣も影響するといわれている。

### なんと、「目の疲れ」にも原因が！

M字型とO字型のふたつが同時に進行することもあるが、どちらか一方のケースが多い。また、欧米人はM字型が多いのに対し、日本人はO字型が多いともいわれる。

M字型に薄くなるのは、**額の血行不良**が原因のひとつといわれている。おでこの血の巡りが悪いと、こめかみのあたりから薄毛が進み、やがて正面から見たときにM字の形になる。

最近では、パソコンやスマホの影響も指摘されている。パソコンやスマホを長時間使用していると、**眼精疲労**(がんせい)から血液の流れが悪くなり、毛髪の成長に必要な栄養素が充分に行き渡らなくなるというのだ。

一方、O字型に薄くなるのは、**頭頂部やつむじの血行不良**が原因のひとつと考えられている。頭頂部は心臓から遠いため、血流が悪くなりがち。ストレスがたまったり、寝不足が続いたりすると、すぐ血の巡りが悪くなり、栄養が不足して頭頂部やつむじの脱毛につながる。

M字型にハゲるか、O字型にハゲるか……。いずれも血行をよくすることで進行を遅らせられるなら、改善しない手はない。

# ハゲる・ハゲない、その運命の別れ道

## 実は気にしている人のために

もうひとつ「髪」のお話。現在、男性の3人に1人、女性の10人に1人が薄毛に悩まされているという調査報告がある。ハゲの主な原因としては、前項で触れた通り、性ホルモンや遺伝、生活習慣などがあげられる。

まず性ホルモンとは、男性を筋骨たくましく、女性をふくよかにといった具合に、男女それぞれを特徴づけるホルモンのこと。男性ホルモンは、皮脂の分泌をうながしたり、体毛を濃くして胸毛を生えさせたりするのだが、それが影響するのは**眉毛（まゆげ）より下の毛だけ**であり、頭髪には支配が及ばない。むしろ、皮脂の分泌が頭皮にある毛根を刺激して頭髪の成長を妨げ、脱毛を促進することさえある。

胸毛やすね毛が濃いのに、額が著（いちじる）しく後退している男性は、男性ホルモンによる脱毛の可能性が高いのだ。

## 母方の祖父・曽祖父の写真をチェック

性ホルモンより影響が高いといわれているのが遺伝性の薄毛だ。

実は、かなり昔からハゲは遺伝によるものだという説がいわれてきた。

そして、2008年に画期的な発見がなされる。イギリスの製薬会社や大学の研究チームがコーカソイド（白色人種）の男性を被験者として遺伝子のゲノム分析を実施したところ、2種類のX染色体の遺伝子の変異がハゲに関係していることを突きとめたのだ。この遺伝子の変異を持っている人がハゲる確率は、持っていない人の7倍になるという。

男性のX染色体は母親からしか遺伝しないため、遺伝子の変異も母方から受け継ぐことになる。したがって、**母方の祖父・曽祖父（そうそふ）が薄毛の場合、ハゲる確率は相当高くなる傾向にある**と考えられているのだ。

# なぜ私は左利き（右利き）なのだろう

## 「利き手」はここで決まる

世の中には「右利き」の人と「左利き」の人がいる。世界全体でみると**右利きが約9割で、左利きが約1割**。日本でもおおよそこの数字が当てはまるといわれる。

これだけ偏（かたよ）りがあると、必然的に「右利き社会」となり、少数派である左利きは肩身の狭い思いをすることになる。

しかし、**左利きには天才肌が多い**とされる。なるほど、科学の分野ではエジソンやニュートン、ビル・ゲイツ。芸術の分野ではダ・ヴィンチ、ミケランジェロ、ピカソなど、左利きの才能は枚挙にいとまがない。スポーツの分野でもサッカーのマラドーナ、メッシ、野球のベーブ・ルース、王貞治などと左利きが際立つ。

いずれにせよ不思議なのは、右利きと左利きが半分ずつおらず、右利きが圧倒的に多いことだ。なぜ、右利きが生まれるケースが多いのか？　そして、何が利き手を決めるのだろうか？

## 心臓が左にあるから？

右利きが多いのは**心臓との位置関係**による、という説がある。体の左に位置する心臓を守りながら戦うためには、右利きのほうが都合がよい。そのため、多くの人は右利きになったという。

あるいは、石器時代に右利き用の道具が多くつくられており、それに合わせて右利きが主流になったともいわれている。もともとは生来の左利きが大勢いたが、右利き社会に順応するため、多くの人が右利きになっていったというわけだ。

では、利き手はどのような要因で決まるのだろうか？　これについても諸説ある。

たとえば、遺伝説。

両親がともに右利きの場合、子どもは9・5％の確率で左利きになるのに対し、両親とも左利きの場合、子どもが左利きになる確率は26・1％に達する。こうしてみると、**遺伝子の影響が少なからずある**と考えるのが妥当だろう。


**胎児期に浴びるホルモンの影響で、左利きが生まれる**という説も興味深い。

アンドロゲンという男性ホルモンは、男性の第二次性徴をうながす。そのアンドロゲンを胎児期に浴びると、本来なら右利きになるケースでも、右脳が発達して左利きになるのではないかというのである。たしかに、左利きは女性よりも男性のほうが多い。とすると、やはりアンドロゲンの影響なのだろうか。

とはいえ、いずれの説も確定はしておらず、右利き・左利きに関する多くは謎のまま。真相が明らかになる日はいつ来るのか、それはまったくわからない。

# 「猫舌」の人とそうでない人はどこが違う？

## 人類の舌はみんな同じである

ものを食べたときに感じるさまざまな味。それらの味を感じるのは、舌にある味細胞である。

舌の表面を覆うツブツブを乳頭といい、乳頭のなかの味蕾に味細胞がある。水や唾液に溶けた食べ物は、味蕾から入って味細胞の味毛を刺激。その刺激が中枢神経に伝わると、さまざまな味として感知されるのだ。

味は、基本的には甘味・酸味・苦味・塩味・うま味の5つからなっているが、そのすべてをひとつの味細胞が感知するわけではない。味細胞が感知するのは糖、無機イオン、酸、アルカリの4つで、それぞれの味を別々の味蕾が受けもち、5つの味として感知する。

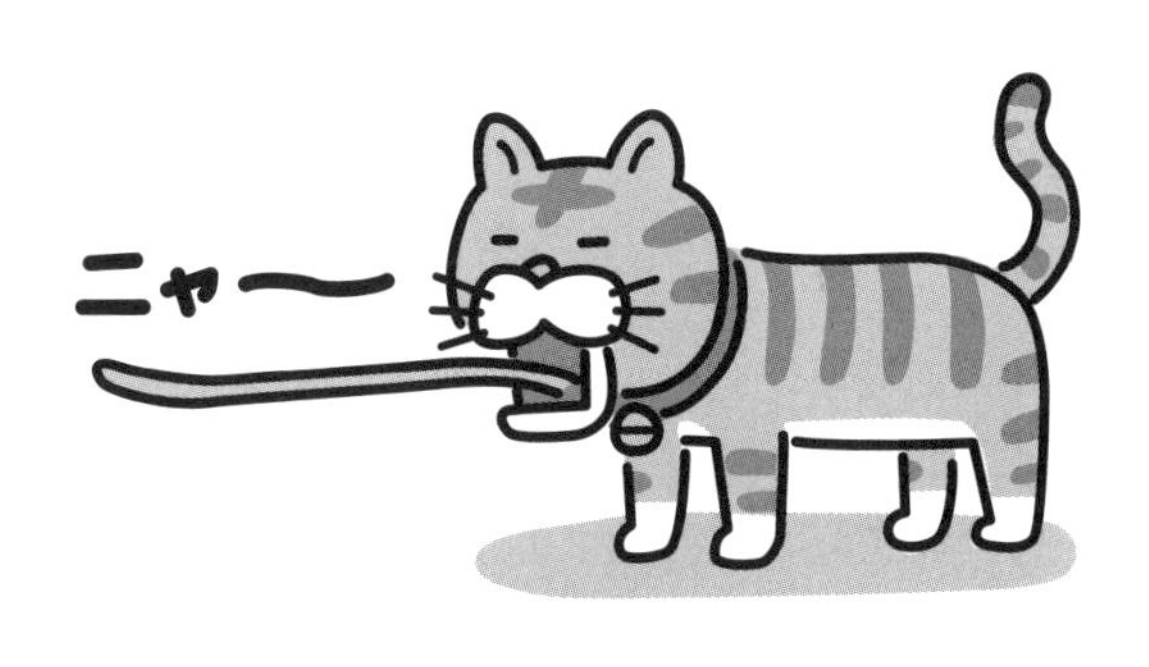


なお、かつては甘味は舌の先の味蕾が、苦味は奥のほうの味蕾が……と、それぞれ感じる部位が異なり、甘いものは舌先で味わうと美味しく、苦い薬は舌の奥に触れないようにすると簡単に飲み込めるなどといわれていたが、現在ではそれは誤りだというのが一般的になっている。

## 実は食べ方の問題だった！

さて、そんな舌に関する疑問として、「猫舌」の構造がある。ネコのように熱い食べ物や飲み物が苦手な猫舌。猫舌の人とそうでない人の舌では、どのような違いがあるのだろうか？

実は、**人の舌の構造は誰でも同じ**である。脳の温度感覚が特別に敏感というわけでもない。では、何が猫舌の原因かというと、食べ方に問題があるのだという。

歯科医の野村洋文（のむらひろふみ）氏の著書『健康寿命は歯で決まる！』（イースト・プレス）によると、**猫舌の人は、口腔内で最も敏感な舌の先に、直接、熱い食べ物や飲み物を触れさせてしまう**傾向があるという。

普通の人は、上の歯と下の歯で熱いものをはさみ、舌を引っ込めたり、息を吹きかけたりして流し込む。一方、猫舌の人はそれが上手にできず、舌の先に当ててしまうらしい。

つまり、猫舌は人体の構造上の問題ではない。食べ方に原因があるのである。

# どうやったらもっと速く走れるか

## 現在は「１００メートル９秒５８」

陸上競技の花形といえば、男子の１００メートル走。現在、男子１００メートル走の世界記録はジャマイカのウサイン・ボルト選手が２００９年にマークした９秒58だが、これまで少しずつ記録が更新されてきていることを考えると、この記録もいずれ塗り替えられると予想される。

では、人類は最終的にどこまで速くなれるのだろうか？　人体に限界はないのだろうか？

歴史を振り返ると、世界ではじめて電動計時で公認された世界記録は、１９６８年の９秒95だった。そこから41年かけて短縮されたのがわずか０秒37。そう考えると、やはり限界に近づいているように思えるが、さまざまな検証の結果、**人類はもう少しだけ速くなれる**といわれている。

たとえば、筑波大学の研究チームは9秒49まで伸びるとしている。この予測は、現段階でのトップアスリートたちの特徴をそれぞれ組み合わせて試算したものだ。

100メートル走のタイムを決定する要素には、

①スタートの加速度
②最高速度
③最高スピードからゴールまでのスピードの落ち具合
④最高速度とゴール時の速度差

がある。それらに世界最高レベルの選手の記録を当てはめてシミュレートする。最高のスタートダッシュを切り、スピードをあげ、そのままゴールまで突っ走った場合、100メートルを9秒49で走ることができるというのである。

## 革命は「四足走行」で起きる？

一方、神奈川大学の衣笠竜太（きぬがさりゅうた）教授は、９秒３を切ることができると主張する。ただし、この記録は通常の二足走行で生まれるものではない。なんと、**四足走行**で実現されるというのである。

はるか昔、人類の祖先は四足走行で移動していた。そこから数百万年かけて二足歩行に移行したという歴史がある。

衣笠氏は、二足歩行に進化したことによって速く走る能力を失ったのではないかと考えており、四足走行をものにできれば記録更新が可能で、最終的には９秒３を切ることができるという。

いずれにせよ、限界に近づいているのはたしかなようだが、まだそこに到達してはいない。１００メートル走の新記録の瞬間を楽しみに待ちたいものだ。

# 9章

# 「医者にかかる前」に知っておきたいナゾ

# お年寄りはなぜ「長ション」なのか

尿道の細道

中高年になると、おしっこの悩みが増えてくる。頻尿とともに目立つのが、おしっこがなかなか終わらないこと、いわゆる「長ション」だ。

公衆トイレで順番を待っていると、中高年、とくにお年寄りは用を足し終わるのに時間がかかることがわかる。また、「小便の出が悪くなった」と嘆く中年男性の声も聞こえてくる。性別では、女性よりも男性のほうが多い印象だ。

中高年の長ションは、**前立腺が肥大**するために起こるといわれている。男性の場合、前立腺は膀胱のすぐ下にある。その大きさが歳をとっても変化しない男性はわずか2割程度とされ、大半の男性は50代に入った頃から次第に大きくなってくる。

前立腺が肥大すると、**尿道が圧迫され、細くなる**。その結果、おしっこをするのに時間がかかってしまうのである。

## 後ろに並んだら3分は覚悟

おしっこが膀胱いっぱいにたまると、350〜400ミリリットルくらいになる。それをすべて排出するのにどれくらい時間がかかるのか？

**若い人は20秒程度で排出できるのに対し、60代以降の高齢者は1分、なかには3分くらい要する人もいる。**若いときの3〜9倍も時間がかかっているわけだから、当然、本人もその変化を自覚しているだろう。とはいえ、長ションは男性の宿命ともいえる症状だから、仕方ないのだが。

しかし、前立腺肥大症が悪化すると、尿毒症を引き起こすこともある。最近では比較的簡単に治療できるようになってきているから、早めの治療をしたほうがいいかもしれない。

# 「肝臓を切りましょう」と言われたら

## 「肝心かなめ」だが他人に移植だってできる

人体のなかで最大の臓器は肝臓である（皮膚を除く）。右わき腹の肺の下、肋骨（ろっこつ）に隠れるあたりから心臓のすぐ下まで続き、大人なら1～1・5キログラムもの重さがある。

栄養分の分解と合成、貯蔵、有害物質の解毒（げどく）、胆汁の生産などを担っており、サイズだけでなく、その役割も大きい。「肝心要（かんじんかなめ）」という語源の由来になるほど、重要な臓器なのだ。

肝臓のすごさはそれだけではない。再生能力も注目に値する。たとえば手術で4分の3くらいを切除したとしても、**切除した部分の肝細胞が増殖・分化し、4カ月ほどで元通り**になってしまうのである。

そして元通りになると、増殖・分化が止まる。肝臓の3分の1～2分の1を切り取って他者に移植する生体肝移植（せいたいかんいしょく）ができるのは、この性質のおかげだ。

## なんでムクムクと再生できるのか

肝臓の再生のしくみに関しては、まだ完全に解明されていないのだが、近年、そのメカニズムが少しずつわかってきた。たとえば、増殖・分化がちょうどいいところでピタリと止まる理由については、21世紀に入って新たな発見がなされた。

肝臓が切除されると、**傷ついた状態の肝細胞に作用する胆汁酸の量が増加**する。それによって再生の働きを活性化させ、細胞増殖をせよとの司令が下る。また、肝臓が再生して、**元の大きさに戻ると、胆汁酸の作用が失われ、増殖の機能が停止する**。いずれにも胆汁に含まれるステロイド化合物や胆汁酸が関係しているのだ。

肝臓は、傷ついた自らを再生し、修復しながらひたすら静かに働き続けているのである。

# 信じる者は「クスリ」で救われる

## 「痛いの痛いの飛んでけ〜っ」と同じ？

ケガをして泣いている子どもに対して、母親が手をかざし、「痛いの痛いの飛んでけ〜っ」とひと言。そんなおまじないで本当に痛みが消えてしまうということがある。あるいは、風邪をひいた子どもに対して、母親が「お薬飲もうね」と言いつつ砂糖水を与えたところ、なぜか子どもの体調がよくなるということもある。

このように本来は薬としての効果を持たない物質によって得られる効果のことを**プラシーボ効果**という。

つまり、プラシーボ効果とは「ニセ薬」のこと。薬を与える場合に限らず、名医に腹部をさすってもらっただけで痛みが引いたなどというのも同様の現象といえる。

現在では、これが医療現場で利用されている。たとえば、いつも鎮痛作用があるモルヒネを打っている患者に対し、モルヒネではなく生理食塩水を打つ。すると、その患者は、それをニセ薬だと知らず、薬の効果を信じて回復してしまうのである。

## 「治る」と期待するだけで

プラシーボ効果については、いまだにわかっていないことも多い。しかし、脳と密接な関係があるらしいということは明らかになっている。それは、**脳が勘違いして効果が現われる**ということだ。

病気やケガなどを治したいと願う患者が「本物」と信じた薬を服用すると、病気を治したり、痛みを和らげたりする化学物質が脳から分泌される。その結果、体が快復するというのだ。本物の薬とニセ薬は、脳内で同じものとして判断されているということだ。

人間は「期待」をするだけで、効く薬を生み出してしまう。そんな驚くべき力を持っているのである。

# 「心臓がん」となぜ聞かない?

いたるところにできる「がん」だが

厚生労働省の調査によると、2019年に日本では138万1098人が亡くなった。

その死因の第1位は悪性新生物、いわゆる「がん」。全体のおよそ27%に相当する約37万6000人ががんによって死去している。

胃がん、肺がん、大腸がん、乳がん、子宮がんなど、がん細胞はいたるところに発生して増殖を繰り返し、人体を蝕(むしば)んでいく。

しかし、がん細胞が発生しない部位もある。それは心臓だ。実際、「心臓がん」という言葉を耳にしたことはないだろう。

なぜ、がんは心臓にできないのか?

正確にいうと、心臓にもがんはできる。心臓腫瘍（しゅよう）といわれるものだ。しかし、発生率は非常に低く、それが悪性（悪性腫瘍）である確率はさらに低い。心臓に腫瘍が発生しにくい理由については、いくつかの説がいわれている。

## がん細胞は「低温」を好む

まず、心臓の温度に関係があるのではないかという説である。

全身に血液を送り出す役割を担っている心臓は、人体で最も温度が高く、40℃以上に達する。

これに対し、がん細胞は35℃前後で最も活発になるとされている。39℃になると増殖しなくなり、42℃以上になるとほとんど死滅する。

つまり、**がん細胞は低温を好むため、心臓で発生しても生き残ることができない**というのだ。

次に、心臓の構造に言及する説がある。通常の筋肉では細胞分裂が行なわれるが、「心筋」と呼ばれる心臓の筋肉ではほとんど細胞分裂がなされない。**がん細胞は細胞分裂の際に発生するため、細胞分裂を起こさない心筋では、がん細胞が増殖する機会がない**というのである。

ほかに、心房（しんぼう）から分泌されるナトリウム利尿ペプチドががんの発生を抑制しているとか、心臓は絶えず収縮を繰り返しているため、がん細胞が転移できないといった説もある。

真相解明は今後の研究を待たなければならないが、心臓ががんと縁遠いということは確かである。

# 乳酸がたまると筋肉痛になる？

## ジワジワくるあの痛みとは何か

ふだんあまり運動しない人が急激に体を動かすと、次の日に筋肉痛になる。このように運動後しばらくして筋肉に感じる痛みを「**遅発性筋肉痛**（ちはっせいきんにくつう）」といい、運動してから8〜24時間後に出るケースが多い。

筋肉痛の原因については、長らく疲労物質である乳酸が筋肉に蓄積されるためと考えられていた。ところが、いまではこの〝乳酸犯人説〟は否定されている。〝犯人〟どころか、持久走などで疲れがピークに至るのは、乳酸が生成されにくいためだといわれている。

では、筋肉痛の〝真犯人〟は何者なのだろうか？　いったい何が筋肉の痛みを引き起こすのだろうか？

## 歳をとるほど痛みが出るのが遅くなる?

筋肉痛の〝真犯人〟はまだはっきりとしておらず、諸説唱えられている。そうしたなかで有力視されているのが、筋肉の損傷を修復する自己防衛説だ。**無理な運動によって筋肉（筋繊維）を損傷すると、自己修復機能が働く。この働きにともなって分泌される化学物質が、筋肉痛を引き起こす**というのである。

運動後の筋肉は、内部の筋繊維が破壊されている。そこで白血球が集まってきて損傷部を修復しようとする。

具体的には、白血球のひとつであるマクロファージという細胞が損傷部位から侵入した異物を飲み込んで取り除いた後、サイトカインという化学物質が分泌され、修復作業に取り掛かろうとする。

その際、サイトカインは「これ以上、この筋肉を使わないで!」という警告の意味を込めて痛みを発生させるというのである。

運動をしている最中ではなく、後で痛みを感じるのは、化学物質を分泌するのに時間がかかるからだ。


ちなみに、「歳をとると筋肉痛になるのが遅くなる」という説がある。加齢により身体機能が衰えることが一因ではあるが、現在では、年齢と筋肉痛はあまり関係がないといわれている。それより〝運動の強度〟に左右されるというのだ。

**運動の強度が高いと早く筋肉痛になり、強度が低いと遅れて筋肉痛になる。**同じ運動をした場合でも、それを「キツイ」と感じるか「ラクだ」と感じるかは、ふだんどれだけ筋肉を使っているかによって大きく変わってくるだろう。若くても、筋肉痛が2~3日遅れてくるということも充分あり得るのだ。

酷使された筋肉の悲鳴のようにも感じる筋肉痛だが、実際には修復しようとする働きの証拠らしい。身体が頑張っているのだと思えば、痛みもガマンできる気がしてくる。

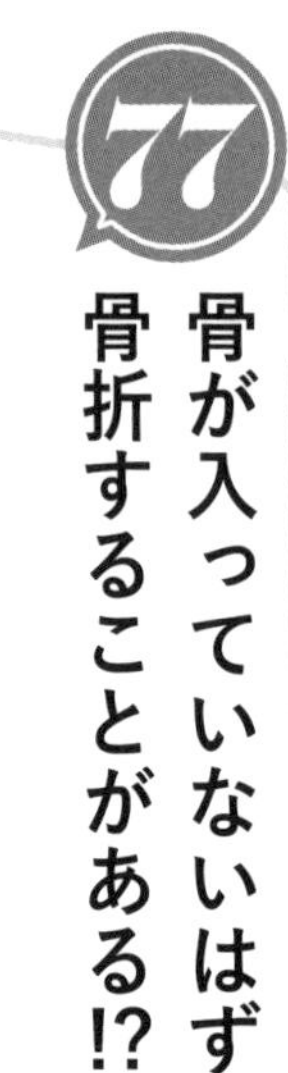

# 77 骨が入っていないはずの男性器が骨折することがある!?

## 人のペニスは「骨なしペニス」

勃起したペニスは硬い。一説によると、日本人のペニスはとくに硬く、欧米人に比べて大きさで劣(おと)ったとしても、硬さでは負けないといわれている。

そんなペニスには、さぞかし立派な骨が入っているのだろうと思いきや、実は**人のペニスには骨が存在しない。**

イヌやオオカミ、クマなどの動物のペニスには「バクロン」と呼ばれる陰茎骨が入っている。バクロンはペニスの先端でS字状になっていることが多く、成長するにつれて軟骨から硬い骨へと変化する。そのバクロンが、人にはないのである。

周知のとおり、人は進化の過程で直立歩行するようになった。それによりペニスが巨大化し、強固な勃起組織が発達したため、骨が不要になったのではないかと考えられている。

しかし、人のペニスが骨折することがある。いったい、どういうことだろうか？

## これぱっかりは自然治癒を期待してはいけない

人のペニスの骨折とは、正確には「陰茎折症（いんけいせっしょう）」という。勃起したペニスは、海綿体に血液が充満して硬くなっている。そこに外部から無理な力を加えると、海綿体を包んでいる白膜（はくまく）が裂けてしまう。その状態を骨折と呼んでいるのだ。

陰茎折症になったペニスは、腕などを骨折したときと同じように曲がってしまう。事故で発症することもあるが、性交時にペニスを無理に押し曲げたりして発症するケースが多いという。

不幸にもペニスを骨折してしまったら、自然治癒に期待してはいけない。少し恥ずかしいかもしれないが、専門医に診てもらおう。白膜を縫い合わせれば、元の元気なペニスに戻るはずだ。

## やっぱり、お茶で薬を飲んではいけない？

### 時代とともに常識は変わる

薬は食後にコップ一杯の水、あるいは白湯（さゆ）で飲むほうがよいといわれてきた。ところが近年は、その常識が変わってきている。

食後の服用となると、お茶で飲んでしまいたい人もいるだろう。たしかに、食事してからわざわざ水をくみに席を立つのは面倒だという気持ちもよくわかる。

この飲み方について、注意喚起（かんき）がされていた。**お茶に含まれるタンニンという成分が鉄分と結合すると、タンニン酸鉄となって胃腸での吸収を悪くする。**そのため、鉄分を含む薬の場合、薬の効き目を悪くするといわれてきたのだ。

ところが、である。現在では、薬をお茶で飲んだとしても、それほど問題ないと考えられるようになっているのである。

## 最近の薬事情から

薬は時代とともに変わった。タンニンと薬の相性が悪いという解釈に間違いはない。しかし、**最近の薬の多くは、お茶といっしょに飲んでもタンニン酸鉄ができないような配慮がなされている**ため、お茶で薬を飲んでも効能は変わらないのである。

とはいえ、一部に例外もあるので、事前の確認を怠ってはいけない。気になる場合は処方薬、市販薬を問わず薬剤師に相談するのが無難だろう。

それとともに注意しなければならないのは、紅茶やコーヒー、グレープフルーツジュース、牛乳、アルコールなどは医薬品との相互作用で問題となりうるということ。とくにアルコールは厳禁だ。

薬もアルコールも肝臓で処理される。アルコールによって肝臓の働きが活性化されているところに薬が入ると、薬が効きすぎてしまうことがある。また、風邪薬とアルコールの組み合わせは副作用をまねくことがあるので併用してはいけない。

# なぜ女性の「生理」は終わりの日を迎えるのか

## 「更年期」というリスクとメリット

女性特有の生理現象のひとつに閉経がある。男性は高齢になっても精子をつくることができるが、女性は平均年齢で50歳くらいになると、生理が来なくなり、生殖活動に幕を下ろす。

閉経を迎えると、卵巣が萎縮して女性ホルモンのひとつであるエストロゲンやプロゲステロンの分泌が不規則になり、のぼせや発汗、無気力といった症状にさいなまれる。さらに、骨粗しょう症や心臓病などに罹患することも少なくない。閉経にともなうリスクは非常に大きいのだ。

閉経前後の5年くらいの期間を更年期といい、その間に生じる先に述べたような症状を更年期障害と呼ぶ。哺乳類のなかで更年期障害があるのは、シャチとコビレゴンドウ（クジラの仲間）、そして人のわずか3種類しかいないといわれている。

ではなぜ、そうしたリスクを抱えてまで、女性の体に閉経という生理現象が起こるのだろうか？

## 身体に負担をかけないために

閉経が訪れる理由のひとつに、「卵子の寿命が尽きたサイン」という考え方がある。

女性は胎児のときから数百万個の卵子（原始卵胞）を保持しているが、その卵子は排卵され、次第に少なくなっていく。排卵に至るまで卵巣内にある卵子も少しずつ消滅していく。

卵巣に残された卵子にも変化が生じる。染色体の異常化が進み、それ以降の妊娠・出産が子孫への影響を与える危険性も高まる。そのため、**卵子に〝寿命〟を設け、子孫を遺伝子異常から守ろうとしている**というのだ。

また、生理が続くことで体にかかる負担をなくすためという説も唱えられている。男性が精子を製造する負担と、女性が生理を続ける負担とを比べると、明らかに女性の負担のほうが大きい。一定の年齢を超えた女性が生理による新陳代謝を続けるのは、決して簡単なことではない。そのため閉経が訪れ、生理によるリスクを避けているというのである。

女性の体は神秘に満ちており、この閉経の理由についてもまだ確たる理由が示されていないのが現状だ。

ちなみに、男性にも女性の更年期障害に似た症状が出ることがある。女性ほどはっきりと急激に訪れるわけではないが、精巣から分泌される男性ホルモンの量が少なくなり、めまいや動悸(どうき)、のぼせ、頭痛、気分の滅入(めい)り、集中力の欠如(けつじょ)といった症状が表われることがある。

10章

# 「絶対にやってはいけない」ことのナゾ

# その「寝不足」どこまでOK？

## 眠ってなんかいられない人へ

食欲、性欲とともに「三大欲求」に数えられる睡眠欲。人は眠ることによって脳や体を休ませる。仕事や学習で徹夜をし、睡眠時間が足りないと、心身ともにやられてしまう。記憶の整理、神経細胞の修復、成長ホルモンの分泌など、睡眠中に行なわれることは多く、1日6～8時間の睡眠の確保が不可欠とされている。

しかし、人生でやることが山ほどあり、そんなに長く眠っていられないという人もいるかもしれない。では、人はどれほどの時間、眠らずにいられるのだろうか？

記録に残る**最長記録は264時間、つまりおよそ11日間**である。1964年、アメリカの高校生が自由研究のために実験をはじめ、途中からスタンフォード大学の博士が立ち会った。

## アメリカで行なわれた「不眠実験」の結末

当時の記録によると、高校生は2日目で怒りっぽくなり、体調の悪さからテレビも見られなくなった。4日目には疲労が激しく、妄想するように。7日目には体が震えはじめ、言葉も不明瞭に。その後、錯乱、意識障害、人格変異などが起こり、11日目に実験を終わらせたという。**眠らないということは、脳や体にあまりにも大きな負荷をかけることになる**のだ。

では、実験後の高校生はどうなったのか？　眠らないことで受けたダメージを回復するのにどれくらい時間がかかったのだろうか？

実は、意外とあっさりしていた。高校生は15時間程度眠ったのちに目を覚まし、また23時間眠らずにいた。そして1週間も過ぎる頃には後遺症も残らず、完全に回復したという。睡眠不足でひどい状態になったとしても、ある程度眠りさえすれば回復するようである。

# びっくりするほどの高熱が出たら

## 体温は何度までなら耐えられるか

新型コロナウイルス感染症の世界的大流行により、多くの人が自分の体温に敏感になった。36・5℃くらいとされている平熱の平均値を超えるだけで、感染したのではないかと不安になる。コロナでなくとも、38℃や39℃を超えると体の熱が感じられてかなりしんどくなり、40℃を超えるともはやフラフラだ。では、それ以上に熱が上がるとどうなってしまうのだろうか？

**人の体温の上限は42℃程度**といわれている。かつての水銀で測る体温計の目盛りが42℃までしかないのはそのためだ。42℃以上が続くのは相当危険な状況で、44℃となると、生命活動を維持できず、回復不可能ともいわれている。

## 「低体温」の場合

では逆に、体温の下限は何℃くらいだろうか？

医学的には、胸と腹の奥深い組織の中枢温度を基準とし、**35℃を下回ると低体温症が起こる。**体が冷えて血管が収縮し、血流が滞る（とどこお）ために体の機能が低下。その結果、体の震えや手の麻痺、判断力の低下といった症状がみられるようになる。

さらに**28℃を下回ると、心室細動（しんしつさいどう）を起こして命を落とす危険性が上昇。20℃まで冷えると、ついに心臓が停止して死に至る**といわれている。

ただし、極限状態におかれても生きながらえるケースもある。たとえば、真冬に滝に落ち、体温が13・7℃まで下がってしまったノルウェーの女性は、救助隊が到着するまで1時間以上も全身びしょ濡れのまま過ごしたが、病院で蘇生し、5カ月後には以前の生活に戻ることができたという。あまりの寒さで仮死状態になり、代謝が抑えられ、体力を保持できたことが大きかったらしい。

# 血液を抜かれるとどうなるか

## こんなに採って大丈夫？

日本には輸血を必要としている人がたくさんいる。そうした人々を助けようと、献血をした経験のある人もいるだろう。

献血の際、腕から抜けていく血液を見ていると、「どれくらい血を抜かれたら命が危うくなるのか？」という思いが脳裏を駆けめぐる。もちろん、献血は安全なものだが、そんな疑問が浮かんでくる。

そもそも血液は、酸素や栄養素などを全身に送り届けるとともに、二酸化炭素や代謝物などの老廃物を回収する役目を担っている。また、血液の成分のひとつである白血球は外敵から身を守る役目を持ち、血小板や血しょうは止血の役目を果たす。どの働きも、人体にとって極めて重要なものだ。

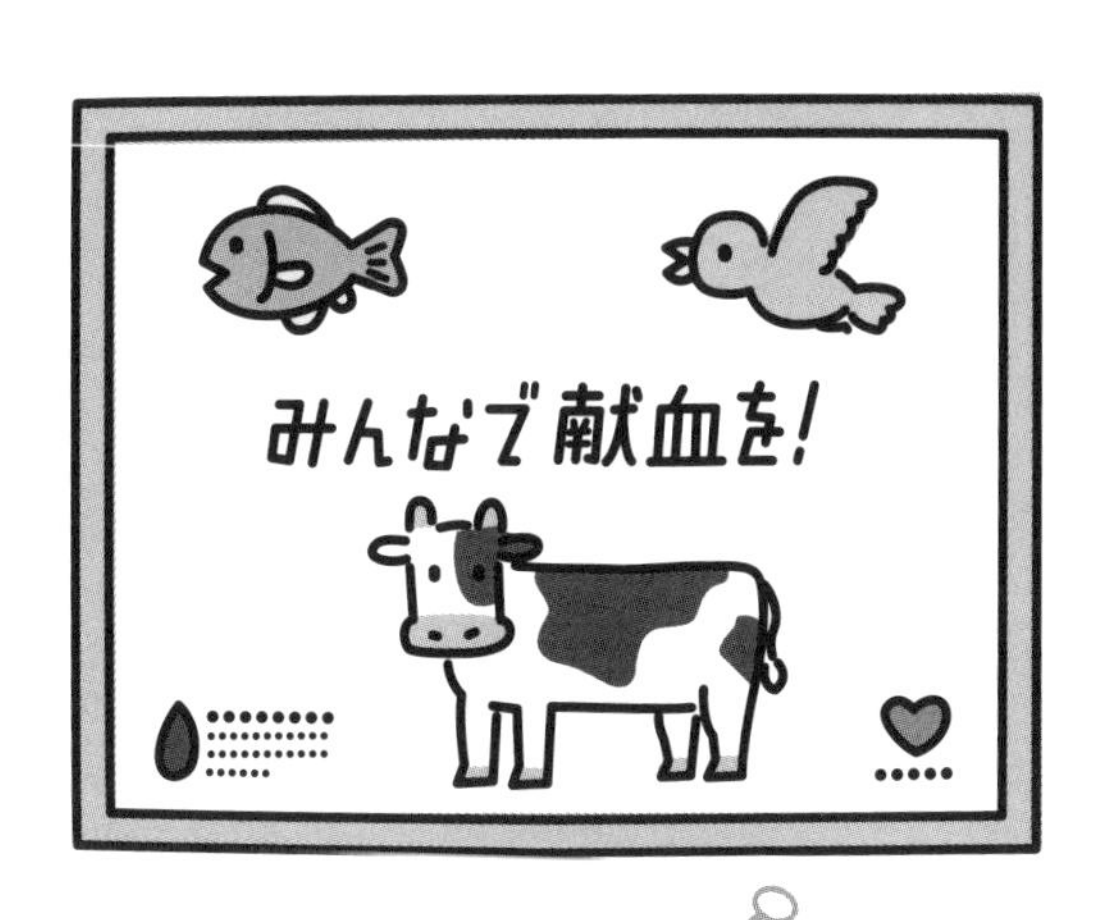


その血液を、どれくらい失うと生存活動に支障が出てくるのだろうか？　これは献血を例に考えるとわかりやすい。

## 血液を失うと起こること

日本では、「全血献血」と「成分献血」の二種が行なわれている。全血献血は血をそのまま抜く従来の献血法で、成分献血は血小板や血しょうなどの成分だけを献血する方法を意味する。

現在の主流は、献血者から多くの血小板や血しょうを得ることができ、赤血球を体内に戻すメリットもあり、そのうえ献血者の体への負担が軽い「成分献血」だ。

献血量については、**全血献血の場合は400ミリリットルまで**となっている。ただし、年間の献血回数は男性が3回、女性が2回、総輸血量は男性が1200ミリリットル、女性が800ミリリットルまでが限度とされている。人体は**血液全体の20%を急激に失うと、出血性ショックを引き起こす恐れがある**からだ。

また、**急激に30%以上の血液を失うと、生命が危険な状態になる**。事故などに遭い、大量に出血したときにすぐ止血が必要になるのはこのためだ。

具体的には、体重が60キログラムの人の場合、総血液量は5キログラムだから、1リットルくらいの血液を失うと出血性ショックを引き起こし、1・5リットルくらいを失うと命の危機となる。30%が出血の限界量と覚えておけばよいだろう。

# 鼻血が出たら首の後ろを「トントン」がいい？

それはダメダメ

鼻は人体のなかでも出血しやすい部位のひとつ。何かにぶつかったり、のぼせたり、興奮したりすると、簡単に血が出てくる。個人差はあるが、とめどなく鮮血が出ることもあり、気が動転してしまう。

鼻血の原因は、鼻の粘膜が傷つくことにある。粘膜が傷つくと、その下を通っている血管も一緒に傷ついてしまい、出血することになる。**鼻の粘膜はとても薄く、ほんの少しの刺激でもすぐに傷ついてしまう**のだ。

そんな鼻血の対処法としては、「上を向いてじっとしている」「首の後ろを冷やして仰向(あおむ)けになる」「ティッシュを詰める」という方法とともに、「首の後ろを手で軽くたたく」というものがある。実際、トントン、トントンとたたいていると、なんとなく効果があるような気がしてくる。

しかし、この方法は間違いだ。**首の後ろをたたくことによってデリケートな鼻の粘膜に衝撃を与えることとなり、ますます出血をうながしてしまう**のである。

## 「上を向く」のも「ティッシュを詰める」のもNG

では、どのような対処法が正しいのだろうか？　実は上を向いたり、ティッシュを詰めたりするのも正しくない。

上を向くと、鼻血がのどに流れて飲み込んでしまい、吐き気をもよおすことがある。血液がのどに詰まって窒息するケースもなくはない。またティッシュを詰めると、傷口を広げてしまうことになりかねない。

正しい対処法は、**椅子（いす）などに座って少しうつむいた状態で、出血している側の鼻（小鼻の上）をじっと押さえる**というもの。たいていは、この方法で止まる。

【主な参考文献】

『新しい人体の教科書（上・下）』山科正平、『カラダから出るモノの楽しい話』藤田紘一郎、『関節はふしぎ』高橋長雄、『汗の常識・非常識』小川徳雄（以上、講談社）／『すばらしい人体』山本健人、『だから、男と女はすれ違う』NHKスペシャル取材班（以上、ダイヤモンド社）／『脳とセックスの生物学』ローワン・フーパー著、調所あきら訳（新潮社）／『ぜんぶわかる　人体解剖図』坂井建雄　橋本尚詞（成美堂出版）／『脳には妙なクセがある』池谷裕二（扶桑社）／『人体のふしぎな話365』坂井建雄、『図解雑学　睡眠のしくみ』鳥居鎮夫　睡眠文化研究所監修、小林保著（以上、ナツメ社）／『いじわるな遺伝子』テリー・バーナム　ジェイ・フェラン著、森内薫訳（NHK出版）／『知らないと危ない！健康常識のウソ・ホント』松井宏夫（双葉社）／『遺伝子は美人を選ぶ』蔵琢也（サンマーク出版）／『眠りと夢のメカニズム』堀忠雄（ソフトバンククリエイティブ）／『面白いほどよくわかる人体のしくみ』山本真樹監修、『面白いほどよくわかる脳と心』山元大輔監修（以上、日本文芸社）／朝日新聞／毎日新聞／読売新聞／その他　多数のウェブサイト本書は、本文庫のために書き下ろされたものです。

# 知れば知るほど面白い！「人体」のナゾ

著者　博学面白倶楽部（はくがくおもしろくらぶ）
発行者　押鐘太陽
発行所　株式会社三笠書房
〒102-0072 東京都千代田区飯田橋3-3-1
電話　03-5226-5734（営業部）　03-5226-5731（編集部）
https://www.mikasashobo.co.jp
印刷　誠宏印刷
製本　ナショナル製本

 ISBN978-4-8379-3021-1　C0130



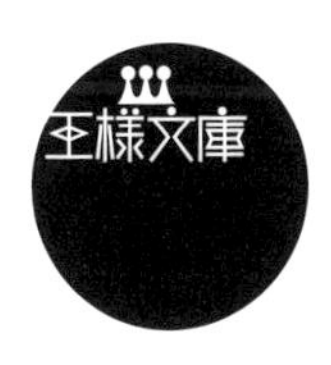

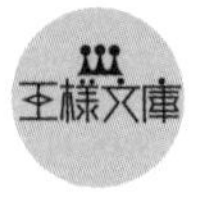


## ふしぎなくらい心の居心地がよくなる本

水島広子

最近、自分に何をしてあげていますか？　いいことは「求めすぎない」「受け容れる」ときに起こり始めます。◎ヨガでも料理でも「今」に集中する時間を持つ　◎「勝った」「負けた」で考えない　◎誰かの話をただ聴いてあげる……いつもの日常をもっと居心地よく！

## 使えば使うほど好かれる言葉

川上徹也

たとえば、「いつもありがとう」と言われたら誰もがうれしい！　◎会ったあとのお礼メールで⇩次の機会も「心待ちにしています」　◎お断りするにも⇩「あいにく」先約がありまして……人気コピーライターがおしえる「気持ちのいい人間関係」をつくる100語。

## 眠れないほどおもしろい吾妻鏡

板野博行

北条氏が脚色した鎌倉幕府の公式レポート！　◎源頼朝は「後顧の憂い」を絶ったはずだったのに…　◎最強上皇・後鳥羽院が「承久の乱」に負けた理由　◎尼将軍・北条政子は「女スパイ」⁉　◎鎌倉殿の十三人――最後に笑ったのは？　超ド級の権力闘争を描いた歴史スペクタクル！

K30600